Stefan Fritz

Inhalt

Ziel des Buches

Ziel dieses Buches ist es:

- einen Dialog zu ermöglichen
- Wege zu zeigen
- klar zu machen, dass es Lösungen gibt
- Neugier zu wecken
- Fragen aufzuwerfen
- Ideen zu zeigen
- Gefühle aus dem Keller zu locken
- nachdenklich zu machen
- Menschen zusammen zu führen
- Licht und Liebe ins Dunkel zu bringen
- in Kontakt zu kommen – auch und gerade mit sich selbst

Es ist weder Bewertung noch Urteil, nicht mit dem Finger auf Menschen gezeigt, sondern in meinen eigenen Spiegel geschaut.
Ich hege damit weder Anspruch auf Wahrheit, noch auf Vollständigkeit. Es ist lediglich meine Sicht der Ereignisse in meinen Leben. Chaotisch und unsortiert, so, wie mein Leben verlaufen ist.
Alle Namen sind frei erfunden und entspringen meiner Phantasie, eventuelle Ähnlichkeiten oder Überschneidungen sind rein zufällig.
Zu meinem höchsten Wohl und zum Wohle so vieler, wie möglich!

Stefan Fritz

2

Vorwort

Mit Offenheit, Mut und hemmungsloser Liebe zum Detail holt Stefan Fritz uns voller Präsenz mitten in seine Lebensgeschichte. Er öffnet damit den Raum für eigene Erinnerungen und schmerzhafte Momente, die dadurch ins Bewusstsein gerufen und verarbeitet werden können. Danke Stefan für dieses wundervolle Werk, das mich während des Lesens phasenweise „wortlos" machte. Meine Verarbeitung entstand dann spontan in folgendem Gedicht, das deine Geschichte beschreibt. Möge dieses Buch vielen Lesern und Leserinnen einen Weg zu Liebe und Heilung aufzeigen.

Isabelle Dobmann

Wortlos
Ohne Worte, einfach stumm…
Wehrlos, klein, vielleicht auch dumm?
Ließ den Schmerz über mich ergehen,
konnte einfach nicht widerstehen.

Wortlos
konnte oft nichts sagen,
schmerzvolles Tun nicht hinterfragen!
Angst und Scham hielten mich gefangen,
gefügig machte mich mein Verlangen.

Wortlos
verletzt, in mir selbst gefangen,
sind schmerzvolle Jahre über mich ergangen.
Mit Schokolade und Alkohol meine Gefühle verdrängt,
um ein Haar mein Leben an den Nagel gehängt.

Wortlos
Liebloser Sex statt zarter Berührung,
immer wieder geile Verführung.
Kopf und Bauch im steten Streit,
für jenste „Schandtaten" allzeit bereit.

Doch endlich hab´ ich Liebe erfahren!
Wurde auch Zeit nach all diesen Jahren.
Endlich kann ich meine Geschichte teilen,
damit mich und vielleicht auch andere heilen.

Isabelle Dobmann

Einleitung

Einige Wochen vor meinem 42. Geburtstag nimmt mein Leben eine drastische Wendung, ohne dass ich bis dahin im Ansatz eine Ahnung habe, was eigentlich mit mir passiert.

Zum Ende des Monats verabrede ich mich mit einer Geschäftspartnerin, die ich seit zehn Jahren kenne und zu der ich ein freundschaftliches Verhältnis pflege, zu einem Abendessen. Sie ist selbstständig, viel beschäftigt und, aus meiner Wahrnehmung, glücklich verheiratet. Es ist das zweite Mal in all den Jahren, dass wir zur Vertiefung der Geschäftsbeziehung und Freundschaft einen solchen Termin sehr langfristig geplant haben. Doch an diesem Abend ist alles anders. Der reservierte Tisch steht mitten in einem gemütlichen Weinlokal, eine alte Fachwerk-Scheune mit behaglichem Kachelofen und eingerichtet mit rustikalen Holzmöbeln, alten landwirtschaftlichen Geräten und Werkzeugen. Es ist bis auf den letzten Platz belegt. Wir unterhalten uns sehr angeregt über Gott und die Welt. Mir fällt überhaupt kein Unterschied auf zu sonstigen Terminen mit ihr. Allerdings steht plötzlich wie aus dem Nichts die Bedienung am Tisch und fragt ganz vorsichtig: „Entschuldigen Sie bitte, dürfte ich bei Ihnen kassieren? Ich würde gerne Feierabend machen!" Erst jetzt wird mir bewusst, dass offensichtlich schon seit längerer

Zeit das gesamte Restaurant leer und dunkel ist und nur noch an unserem Tisch Licht brennt. Am Auto angekommen, umarmen wir uns zum Abschied gefühlt auch ein wenig länger als sonst. Ich steige in mein Auto und mit jedem Meter, den ich von diesem Ort wegfahre, verstärkt sich in mir ein Gefühl, das ich so noch niemals in meinem Leben vorher hatte. Es fühlt sich an, als ob in mir etwas fehlt. Ich kann es nur mit tiefer Einsamkeit und Trauer beschreiben, da ich zu dem Zeitpunkt keinen Vergleich habe. Aus dem Nichts fange ich während der Fahrt an zu weinen wie ein kleines Kind. Vor der Haustür angekommen, sitze ich völlig aufgelöst im Auto und habe den Wunsch so weit wegzufahren, wie dieses Auto nur zu leisten vermag. Seit Jahren verspüre ich jeden Abend auf dem Heimweg das Gefühl: ich bin hier nicht zu Hause! Doch in dieser Intensität habe ich es noch nie wahrgenommen. Ich ringe mich dazu durch, die Haustür aufzuschließen und befinde mich in einer surrealen Situation, die mir seit 20 Jahren bekannt und völlig normal erschien, sich aber jetzt plötzlich unwirklich und weit weg anfühlt: Es ist spät in der Nacht und im Wohnzimmer läuft der Fernseher. Bärbel liegt mit Kopfhörern bewaffnet, schlafend und schnarchend auf der Couch. Ich lasse sie einfach liegen, wie so oft, und lege mich ins Bett.

Am nächsten Morgen fühlt sich mein Leben fremd an und ich habe keine Ahnung, was passiert ist und was sich geändert haben könnte.

Der Umgang mit den Menschen um mich herum, vor allem mit Bärbel, ist distanziert und sachlich, dazu nehme ich plötzlich Gegebenheiten völlig anders wahr, die vorher normaler Alltag waren. Ich habe jahrelang jeden Morgen einen kleinen Zettel geschrieben, selbst wenn nur „Guten Morgen, Süße!" darauf stand. Ich stehe vor dem Stück Papier und lege es wieder weg, es will nichts aus dem Stift herauskommen, mir fällt nichts ein, was ich schreiben könnte. Von „wollen" kann erst recht nicht die Rede sein!

Dafür habe ich regelmäßig mit meiner Geschäftspartnerin Thilda Kontakt per WhatsApp. Ich schreibe ihr von dem Gefühl in der Nacht und frage sie, ob es ihr ähnlich ging, bzw. was ich damit anfangen soll. Ich bekomme keine Antwort und bin noch mehr überfragt.

In der zweiten Januarwoche fahre ich mit Bärbel und den Kindern fünf Tage nach Holland in ein Familien-Resort. Es fühlt sich an wie im Knast. Und die Tatsache, dass Bärbel hier kein Sofa hat, auf dem sie vor dem Fernseher einschläft, stattdessen jede Nacht neben mir liegt, macht mich schier wahnsinnig. Es fühlt sich irgendwie falsch an und mein Kopf versucht permanent eine Lösung auf die dauernde Frage zu finden: „Was ist hier eigentlich los???"

Das Gefühl von „Nicht dazu zu gehören" in meinem eigenen Haus, wird in mir zunehmend stärker. Ich kann es allerdings immer noch nicht einsortieren.

Wochen gehen ins Land, der Kontakt zu Thilda ist jetzt häufiger als die Jahre davor. 2011 habe ich bei ihr eine Ausbildung zum Körper-Therapeuten gemacht und neuerdings unterstütze ich sie bei Seminaren, helfe beim Auf- und Abbau, verstehe mich super mit ihrem Mann. Die beiden sind ein tolles Team und ergänzen sich unglaublich gut in vielen Dingen.

Bärbel wird eifersüchtig. Dies war sie schon immer, aber aus meiner Wahrnehmung vollkommen unbegründet. Mitte März wirft sie mir in einem Gespräch eine Affäre mit Thilda vor! Ich bin stinksauer und merke stattdessen, dass sie permanent mit ihrem Handy beschäftigt ist. Das erste Mal in über zwanzig Jahren frage ich sie: „Was soll der Scheiß? Ich habe eher das Gefühl, du hast selber ein Ding am Laufen und willst von dir ablenken...!" Es ist ein Sonntag und an diesem Abend sitzen wir gemeinsam vor dem Fernseher. Wie so oft schläft sie und ihr Handy gibt einen lauten Signalton von sich. Als ich den Ton abstelle, liegt darunter eine offene WhatsApp Nachricht mit einem Text, der eine Affäre offenlegt. Und da entscheide ich in Sekunden: „Zeit zu gehen!" Nach einer Nacht Bedenkzeit steht mein Entschluss fest. Es ist eine der größten Entscheidungen in meinem gesamten Leben, denn ich lasse meine geliebten drei Kinder Hanna, Jan und Lena bei ihr zurück. Nach außen eine Bilderbuchfamilie: Eigene Firma, kleines Haus gebaut, Finanzierung bei der Bank, in das Dorf integriert, aktiv im Vereinsleben... Klingt nach normalem Durchschnitt.

Irgendwas ist anders in mir. Das spüre ich seit vielen Jahren. Wenn ich ganz ehrlich bin, schon immer. Es ist nicht greifbar, nicht begreifbar, nicht bewusst. In einem Gespräch über mein vergangenes Leben mit meiner inzwischen wundervollen, neuen Partnerin Thilda sage ich einen Satz, der alles verändert. Ich berichte: „Ich hatte überhaupt keine Gemeinsamkeiten mit Bärbel, aber wir hatten immer guten Sex." Thilda schaut mich entgeistert an und fragt: „Fällt Dir denn gar nicht auf, dass du in einem Satz zwei vollkommene Gegensätze erwähnst, die in keiner Weise zusammenpassen? Irgendwas stimmt in Deinem Leben nicht!" Gemeinsam gehen wir auf die Suche und ich tauche immer tiefer in Fakten ein, die plötzlich in einem völlig neuen Licht stehen.

Eines Tages landete ich dann auf einer Internetseite mit der Überschrift:

Folgen von sexuellem Missbrauch in der Kindheit.

Es ist eine Liste mit kleinen und großen Dingen, die im Leben auftauchen können, wenn man als Kind einen sexuellen Missbrauch erlebt hat. Etwa 100 Stichpunkte lang beginne ich mich durchzuarbeiten. Mit jeder Zeile werden meine Augen größer. Ich habe Gänsehaut am ganzen Körper, in meinem Kopf dreht sich ein Gedankenkarussell, welches nicht mehr zu stoppen ist. Bis auf wenige Ausnahmen passt wirklich alles zusammen. Ich habe das Gefühl diese Liste beschreibt mein eigenes Leben! In meinem Inneren ist alles leer und taub wie Stein und zugleich macht sich unfassbare Erleichterung in mir breit.

Endlich, nach über 40 Jahren, eine Erklärung zu finden, für das, was ich schon mein ganzes Leben spüre. Ich beginne reihenweise Bücher zu lesen und Internetseiten zu durchforsten, führe unzählige Telefonate und frage meiner Verwandtschaft Löcher in den Bauch. Wieder ergibt sich ein gefühlter Graben. Einerseits finde ich in allen Schriften endlich eine Bestätigung dafür, dass ich mit diesem Gefühl nicht allein auf dieser Welt bin. Dem entgegen steht der Großteil meines direkten Umfeldes mit der Kernaussage: Sowas gibt es bei uns nicht! Nicht in unserer Familie. Wir haben uns doch alle lieb. So etwas machen wir nicht. Das gibt es nur im Fernsehen!

Darum habe ich beschlossen, ein paar Erlebnisse und Fakten aus meinem Leben zu Papier zu bringen, die aufzeigen, wie viele einzelne Kleinigkeiten zu einem solch großen Gesamtbild führen.

Solltest du dich, lieber Leser, in einigen Passagen des Buches wiedererkennen, dann sei versichert, es gibt einen Weg aus dem Drama in die Freiheit. Ja, das eine oder andere Tal will dazu vielleicht noch durchschritten werden, um aufzuräumen. Aber am Ende des dunklen Tunnels wartet das Licht auf dich. Aus dem Tal der Tränen geht es in alle Richtungen nur bergauf. Ich habe mich in den letzten Jahren in dieser Hinsicht zum Bergführer für Menschen ausbilden lassen, die noch im Tal sitzen. Wenn ich es geschafft habe, schaffst du es auch. Habe Mut, Zuversicht und den Willen, etwas massiv in deinem Leben verändern zu wollen, dann wird auch für dich der Weg deiner Erfahrungen zu deinem größten Geschenk im Leben.

Kapitel 1

Meine Ursprungsfamilie

Ich bin das Kind zwei hochtraumatisierter Eltern. Mein Vater wird 1928 geboren und entsteht aus einer Liaison zwischen einem britischen Besatzungssoldaten aus dem Ersten Weltkrieg und einer Frau aus einem kleinen katholischen Dorf in der Nähe von Göttingen. Mir ist nicht bekannt, ob sie vergewaltigt wurde oder nicht. Ziemlich sicher ist, dass sie dem moralischen Druck der Dorfgemeinschaft mit einem Bastard nicht gewachsen ist und sie ihr Kind direkt nach der Geburt in Göttingen in einem katholischen Schwesternheim zur Adoption freigibt. Ein Arbeiterehepaar aus Hannover adoptiert 1930 ein Mädchen. Nach wenigen Wochen jedoch wird die Adoption annulliert und das Mädchen zur Mutter zurückgegeben. Frustriert kehren die Adoptiveltern in das Kinderheim zurück und adoptieren, sozusagen in zweiter Wahl den kleinen Jungen, weil er so lieb geschaut hat. Unter welchen emotionalen und gesundheitlichen Umständen muss der kleine Bursche wohl aufgewachsen sein? Geboren in der Zeit bitterster Armut in Deutschland. Von der eigenen Mutter nicht „gewollt" und weggegeben. Es ist sicher kaum vorstellbar, was er in den zwei Jahren in diesem von

Nonnen geführten Kinderheim erlebt haben mag! Ausgesucht als Notlösung von einer fremden Frau, die selbst keine Kinder bekommen konnte und eigentlich unbedingt ein Mädchen wollte.

In den letzten Monaten des 2. Weltkrieges meldet mein Vater sich mit 16 Jahren freiwillig zum Kriegseinsatz bei der Luftwaffe. Er wird jedoch als fluguntauglich erklärt und dem Bodenpersonal zugeordnet. Kurz vor Kriegsende wird er mit starken Schmerzen in ein Krankenhaus eingeliefert. Ihm muss eine Niere entnommen werden, die komplett versteinert ist. Als Konsequenz wird er vorzeitig aus dem Militärdienst entlassen.

Erst Jahrzehnte später habe ich durch viele Jahre Arbeit mit Menschen die Erkenntnis gewonnen, dass Blase, Niere und Schilddrüse sehr stark auf unterdrückte bzw. unbewusste Ängste reagieren. Was, um alles in der Welt, muss ein junger Mensch bereits bis zu seinem 17. Lebensjahr erlebt haben, dass eine komplette Niere vor Schreck oder Angst erstarrt und förmlich zu Stein wird?

Meine Mutter wird 1929 als drittes Kind eines Lehrers und einer Hausfrau in einem Dorf im tiefsten Emsland geboren. Der ältere Bruder meldet sich in den letzten Kriegstagen freiwillig, gegen den Willen seiner Eltern, zum Einsatz und wird wenig später von einer Splittergranate zerfetzt. Meine Mutter erzählt so gut wie nie darüber. Wenn das Gespräch einmal darauf kommt, redet sie ohne jegliches Gefühl, ohne eine emotionale Regung über ihren, wie sie selbst sagt, so sehr geliebten Bruder. Das klang für mich in der Intonation, wie wenn sie berichtet hätte, ihr sei beim Kaffeetrinken ein Stück Kuchen von der Gabel gerutscht.

Ihre ältere Schwester kenne ich nur mit dunkler Sonnenbrille und unter dem Einfluss von starken Beruhigungsmitteln bei der Oma auf dem Sofa liegend. Sie ist nie aus dem Haus gekommen und hat nie auf eigenen Beinen gestanden. Sie hat meine Mutter voller Eifersucht und Hass jahrelang gemieden, beschimpft, bedroht, verklagt, gedemütigt und um das Erbe gebracht. In meiner Erinnerung fand jedwede Kommunikation zwischen den Beiden über Polizei, Anwalt oder Gericht statt. Ich selbst kann mich nicht erinnern, jemals ein Wort mit meiner Tante gewechselt zu haben.

Die Oma mütterlicherseits ist die Einzige aus der Generation, die ich noch kennengelernt habe. Die drei anderen Großeltern waren zum Zeitpunkt meiner Geburt schon gestorben. Diese Oma habe ich vielleicht 10x in meinem Leben gesehen. Auch sie hat in meiner Erinnerung nie eine Gefühlsregung gezeigt. Kein einziges Lächeln. Sie war steif und unnahbar für mich. Meine letzte Erinnerung an sie ist aus meiner heutigen Sicht völlig grotesk. Im Februar 1981 schaue ich in Hannover durch eine Glasscheibe auf einen schlichten Sarg, in dem meine Großmutter liegt und meine Mutter, die neben mir steht, bricht vor dieser Scheibe zusammen. Ich habe keine Träne vergossen und nicht eine Miene verzogen. Damals habe ich mich mit 10 Jahren gefragt, warum meine Mutter so traurig ist. Erst vor wenigen Jahren habe ich auf der Suche nach mir selbst herausgefunden, warum ich mich in dieser Situation so gefühls- und regungslos verhalten habe!

Es ist eine Umkehrung des parentalen Prinzips. Ich übernehme als Kind unbewusst die Verantwortung dafür, dass es meinem Umfeld, in erster Linie meiner Mutter gut geht. Wenn ich als Kind dafür Sorge trage, dass es meiner Mutter gut geht, ist die Chance, dass sie für meine Sicherheit sorgt, erheblich größer. Dann ist, evolutionär gesehen, mein Leben und Fortbestand gesichert.

Mein ältester Bruder Alfred wird 1955 per Zangengeburt auf die Welt geholt.

Als meine Mutter eine schwere Brustentzündung bekommt, legt sie das schlafende Kind ins Bett, um in der Stadt den Arzt aufzusuchen. Dieser hat an diesem Tag allerdings keine Zeit für sie und so geht sie unverrichteter Dinge wieder nach Hause. Da findet sie ihren Sohn vollkommen blau angelaufen im Kissen eingewickelt. In völliger Panik reißt sie ihn an den Beinen aus dem Bett, schlägt ihm auf den Hintern und holt ihn so ins Leben zurück. Alfred hat jedoch viele Jahre danach mit Asthma zu kämpfen.

Gut ein Jahr nach Alfreds Geburt wird meine Mutter erneut schwanger. Als sie mit Wehen ins Krankenhaus kommt und schon im Kreißsaal liegt, gibt der diensthabende Arzt ihr eine Morphiumspritze, um die Wehen zu unterdrücken. Der Arzt hat an diesem Tag Geburtstag und will lieber mit den Schwestern im Dienstzimmer ein Glas Sekt trinken. Mein Bruder Benno wird dann mit mehreren Stunden Verzögerung 1957 unter dem Einfluss von Morphium geboren.

Obwohl die wirtschaftlichen und wohnlichen Verhältnisse der jungen Familie sehr eingeschränkt sind folgt schon bald die dritte Schwangerschaft meiner Mutter und 1960 wird mein Bruder Christoph geboren. Auch diese Geburt läuft nicht ganz unproblematisch für Mutter und Kind ab, da der Junge mehr als 10 Pfund wiegt und stolze 60 cm lang ist.

Prinzipiell gibt das ungeborene Baby das Signal um geboren zu werden. Die Aufgabe einer Mutter ist es, mit dem Baby in Verbindung zu gehen und es zum gegebenen Zeitpunkt loszulassen. Das Baby ist von Natur aus in der Lage, die Geburt alleine zu bewältigen. Eine Mutter, die gestresst ist, ängstlich, wütend oder traurig, ist evolutionär nicht auf eine Geburt vorbereitet und körperlich nicht in der Lage, entspannt loszulassen. Gefühle von Angst und Wut sind stammhirngesteuert. Das Stammhirn regelt alle autonomen Funktionen des Körpers, die für das Überleben zuständig sind. Zusammen mit anderen Hirnanteilen wie dem Kleinhirn und dem limbischen System regelt es das Kampf-/Fluchtverhalten, löst Erstarrung oder Entspannung aus und sorgt z.B. im ersten Lebensjahr für ein überlebenssicherndes Verhalten durch frühkindliche Reflexe. Eine Gebärende kann demnach weder körperlich noch geistig gut loslassen noch sich öffnen, wenn sich ihr Körper im angespannten Kampf-/Flucht- oder Erstarrungsmodus befindet. Zu den Vorgängen des Öffnens und Loslassens zählen v.a. die Atmung, die gesamte Muskulatur sowie die Prozesse der Verdauung und Ausscheidung

(Urin & Stuhlgang) und der Geburtsprozess. Im ange-
spannten ängstlichen oder sorgenvollen Zustand hat der
Körper im Wesentlichen zwei Möglichkeiten der Reaktion.
Entweder er lässt alles schlagartig los (Fluchtverhalten:
sich vor Angst in die Hosen machen). Das käme einer
Sturzgeburt gleich. Oder der Körper ist vollkommen ange-
spannt (um sich auf eine mögliche Kampf- oder Fluchtsi-
tuation vorzubereiten: Der Körper will sich schützen, igelt
sich eher ein, zieht sich zurück und legt sich einen Schutz-
panzer wie eine Schildkröte an). Diese unbewussten
Körperreaktionen führen zu einer Geburt, die sich über
Stunden hinzieht und wie bei meinem ältesten Bruder im
schlimmsten Fall z.B. in einer Zangengeburt enden kann.

Da meine Mutter offensichtlich vor der ersten Geburt
schon voller Angst war, in der zweiten, während des ein-
setzenden Geburtsvorgangs mit Medikamenten ruhigge-
stellt wurde, hatte sie sicherlich große Angst vor der drit-
ten Geburt. Aus den Erzählungen meiner Familie weiß ich,
dass mit an Sicherheit grenzender Wahrscheinlichkeit so-
wohl die Hebamme als auch der Arzt meiner Mutter noch
zusätzlich Angst gemacht haben, da dieses Kind einfach
größer war als die beiden Jungs zuvor. Das absolut Wich-
tigste, was eine Frau in Vorbereitung auf eine Geburt und
während des Geburtsprozesses braucht, ist das Gefühl der
absoluten Ruhe und SICHERHEIT. In meiner Familie war

der Raum haltende, Ruhe schenkende und Sicherheit ge-
bende Mann allerdings als Handelsreisender unter der
Woche NIE anwesend. Der Arzt, dem meine Mutter ur-
sprünglich ihr Vertrauen geschenkt hatte, hat selbiges mit
einer Morphium-Spritze während der vorangegangenen
Geburt zerstört. Allein diese Voraussetzungen können ge-
nügen, dass sich eine Frau nicht ausreichend sicher fühlt,
nicht loslassen kann, sich nicht öffnen und damit nicht
entspannt gebären kann.

Mein Vater arbeitet als Handelsvertreter und hat sein
Verkaufsgebiet in Hessen. So entscheidet er sich mit sei-
ner Familie im Winter 1962/63 von Hannover in eine
Kleinstadt nach Oberhessen zu ziehen. Einige Zeit nach
diesem Umzug wird sein Einsatzgebiet von Hessen nach
Baden-Württemberg und Bayern verlagert und so muss
er wieder genauso weit reisen, wie vor dem Umzug nach
Hessen.

Die Familie lebt in großer Armut und immer am Rande des
Existenzminimums. Vor allem meine Mutter hat ein un-
beirrbares Gottvertrauen und beide Eltern halten sich
streng an die Moralvorstellungen der katholischen Kirche. So wird nicht im Geringsten über Verhütung oder andere Möglichkeiten nachgedacht, dem stets wachsenden
finanziellen Mangel entgegenzutreten.

In der Folge wird meine Mutter ein weiteres Mal schwanger und 1964 kommt meine Schwester Deborah mit einem stark entstellten Gesicht zur Welt. Es ist mir nicht bekannt, ob es während der Schwangerschaft oder der Geburt irgendwelche besonderen Vorkommnisse gab, die einen solchen Umstand begünstigt haben. Allerdings gehe ich davon aus, dass die werdende Mutter nach drei für sie katastrophalen Geburten zuvor, wohl eher mit großer Unsicherheit und Angst durch diese Schwangerschaft gegangen sein dürfte, selbst wenn sich diese Ängste und Sorgen weitestgehend im Unterbewusstsein abspielen.

Unser Kopf vergisst und verdrängt überwältigende Erlebnisse gerne, der Körper und das Unterbewusstsein erinnern sich an jede Sekunde unseres Lebens!

Nach dem vierten Kind wird meiner Mutter dringend eine Gebärmutterentnahme nahegelegt, um dem vermeintlichen Risiko einer weiteren Schwangerschaft zu entgehen. Nach Einschätzung der Mediziner besteht inzwischen erhöhte Gefahr für Leib und Leben der Mutter und eines weiteren Kindes. Meine Mutter lehnt einen solchen Eingriff zwar entgegen dem Rat der Ärzte aber im vollkommenen Glauben an Gott ab.

Als sich 1966 eine weitere Schwangerschaft ankündigt, rät der Frauenarzt meiner Mutter zu einer Abtreibung. Soweit mir bekannt ist, gibt es dazu schon einen Termin sowie Vorbereitungen. Nach reiflicher Überlegung lehnt sie im letzten Moment den ärztlichen Rat gottesfürchtig ab. Im Spätherbst 1966 wird meine Schwester Esther geboren. Noch im Kreissaal schlägt der Arzt meiner Mutter erneut vor, die Gebärmutter zu entfernen, um weitere Risiken auszuschließen. Doch meine Mutter weicht nicht von ihrem Weg und lehnt den Vorschlag abermals ab. Sie rechnet fest damit, dass die Natur ihr bis zum 40. Lebensjahr die Entscheidung abnimmt.

Kapitel 2

Noch ein Fresser mehr am Tisch

Doch weit gefehlt! Sie stellt mit 41 Jahren fest, dass sie ein weiteres Mal in anderen Umständen ist. Ich kann mir nur ansatzweise vorstellen, wie Arzt, Hebamme und das restliche Umfeld auf diese Nachricht reagiert haben. Bekannt ist zumindest, dass der älteste Sohn Alfred im Alter von 16 Jahren gegenüber seiner Mutter schwere Vorwürfe erhebt. Zum einen, weil sie sich erneut den Risiken einer Schwangerschaft und Geburt aussetzt, und zum anderen, weil sie trotz der bitteren Armut mit fünf Kindern, noch ein weiteres bekommen will.

Während ich unter diesen Anklagen im Bauch meiner Mutter heranwachse, bleibt ihr später einzig und allein in Erinnerung, dass im Februar 1971 ganz plötzlich und unvorbereitet ihre Schwiegermutter verstirbt. Diese Nachricht versetzt sie in eine tiefe Trauer. Darüber hinaus trägt sie die Belastung, einen riesigen Haushalt mit fünf, zum Teil pubertierenden, aber auch noch völlig auf sie angewiesenen Kindern, zu managen. Ihr Bauch wächst zunehmend aufgrund der Schwangerschaft und ihr engstes soziales Umfeld zeigt eher kein Verständnis dafür. Obendrein muss sie im 250 km entfernten Baden-Baden einen

kompletten Nachlass organisieren.... Grenzenlose Überforderung!

Währenddessen geht ihr Mann weiterhin seiner Reisetä-
tigkeit nach, um die Familie finanziell einigermaßen über
Wasser zu halten.

Im Frühling 1971 werde ich geboren. Ich habe viele Jahre
versucht, von meiner Mutter nähere Angaben über die
Schwangerschaft mit mir oder meine Geburt in Erfahrung
zu bringen. Sie hat mir gegenüber immer berichtet: „Du
bist ein gewolltes Kind und alles ist normal und reibungs-
los verlaufen!"

Irgendwie kann ich dieser Aussage nie vertrauen, denn
auf meine näheren Nachfragen bekomme ich nur die Antwort: „Ich kann mich überhaupt nicht an die Schwangerschaft und an deine Geburt erinnern. Ich weiß von all Deinen älteren Geschwistern noch haargenau, wie das war!"
Üblicherweise hat sie mir dann der Reihe nach, alle anderen Geburten detailliert beschrieben, nur meine eigene
eben nicht.
Tatsächlich äußert sie nach dem Genuss mehrerer Gläser
Rotwein auf einer Geburtstagsfeier 2015 meiner Partnerin gegenüber: „Ach mit dem hat doch keiner mehr gerechnet... und dann habe ich mich mit der Tatsache der
Schwangerschaft arrangiert."

Der feste Wunsch meiner Eltern war, dass nach drei Jungs und zwei Mädchen jetzt ein drittes Mädchen das Bild harmonisch komplettiert. Ich sollte Regina heißen und die Tatsache, dass ich ein Junge geworden bin, sorgte für kurzzeitige Enttäuschung und Hektik, weil jetzt schnell noch ein Jungenname gefunden werden musste.

Erst nach über vierzig Jahren und umfangreicher Trauma- und Bewusstseinsarbeit habe ich einige Erklärungen dafür gefunden, warum sich Frauen an solch bedeutende Ereignisse nicht erinnern können und welche Folgen daraus vor allem für die Kinder erwachsen! Es ist mittlerweile gut erforscht, dass alle Gefühle der Mutter während der Schwangerschaft ungefiltert an das ungeborene Baby weitergegeben werden. Die vollkommene Ablehnung einer Schwangerschaft, ob bewusst oder völlig unbewusst erlebt, führt bereits in der psychischen Entwicklung des ungeborenen Babys schon zum Gefühl der Ablehnung und gesunden Entwicklung der Mutter-Kind-Bindung und damit zur erlebten großen Bedrohung des Ungeborenen. Ungewollte, ungeliebte Babys verhalten sich schon während der Schwangerschaft stets bindungssuchend und sorgen vor und nach der Geburt mit allen Mitteln dafür, möglichst doch von der Mutter bedingungslos angenommen zu werden, um das eigene Überleben zu sichern. So Sorgen diese Kinder schon sehr früh dafür, dass es der

Mutter möglichst gut geht, um von ihr geliebt und angenommen zu werden. Denn, wie gesagt, nur so sichert das
Baby sein eigenes Überleben in der Natur. Wird dieser
Wunsch nach echtem, sicherem und liebevollem Kontakt
von der Mutter nicht ausreichend erwidert, entsteht eine
unsichere Bindung und das Baby gerät in existenzielle Not.
Das Bedürfnis nach Nähe, Sicherheit und Liebe weitet sich
auf das gesamte Umfeld aus. Möglich ist, dass ein solches
Kind schon sehr früh in die Rebellion geht und selbst für
seine eigene Sicherheit sorgt. Auch ein stark unterwürfiges und stets lächelndes Verhalten kann die Mutter „um-
stimmen" sich doch dem ungeliebten Kind zuzuwenden.
Diese Babys und Kleinkinder fallen durch ein Verhalten
auf, das in der Traumatherapie als Fawning bezeichnet
wird. Es beschreibt ein stets freundliches, lächelndes, Kon-
fliktvermeidendes Verhalten des Kindes, welches dadurch
die erlebte Ablehnung der Mutter zumindest minimieren
möchte. Eine weitere Option sein eigenes Überleben zu sichern hat das Kind, indem es sich im grenzenlosen Vertrauen an jeden klammert, der in irgendeiner Weise emotionale und/oder körperliche Nähe schenkt und ihm damit
das Gefühl vermittelt, geliebt und dadurch versorgt und
geschützt zu sein. Aus meiner Sicht ist dieses unbefrie-
digte frühkindliche Bedürfnis nach Nähe, Sicherheit und
Verbundenheit eine Grundvoraussetzung, welche ein
Missbrauchsgeschehen in jeder Form überhaupt erst

ermöglicht. Häufig entsteht dadurch vor allem emotionaler Missbrauch durch die Anwendung der sogenannten Wenn-Dann-Regel. Wenn du dieses oder jenes machst, dann bekommst du, was du dir wünschst. Oder wenn du dich so oder so verhältst, dann hat die Mama dich lieb. Nach oben gibt es da keine Grenzen. Eine weitere mögliche Folge aus der erfahrenen Unsicherheit und dem Fehlen des ausreichenden Kontaktes kann für das Kind sein, dass es sich völlig (in sich) zurückzieht, sich sozusagen totstellt, um nicht aufzufallen. Das Kind nutzt dann die winzige Chance, irgendwie „unbemerkt" doch durchzukommen. Diese fehlende sichere emotionale Bindung zur Mutter nennt sich Bindungstrauma. Aus dem Fortbestehen des frühkindlichen Bedürfnisses nach echtem Kontakt zur Mutter und dem sich daraus für das Kind ergebenden Sicherheitsmangel, nimmt das Kind sich dann in seiner weiteren Entwicklung nur als symbiotischer Teil der Mutter wahr und entwickelt kein eigenes (starkes) ICH. Daraus folgt fast zwangsläufig ein Entwicklungstrauma, da sich das Kind nicht aus dem Hafen der Sicherheit und Zuneigung in die bedingungslose Freiheit und Eigenständigkeit entwickeln kann. In meinem Fall hat das zu der Identifikation mit einem „LEBENSVERBOT" geführt. Ich habe nur für Andere gelebt. Mich selbst gab es gar nicht!

Ich kann nicht sagen, ob meine Mutter wirklich aus freien Stücken schwanger wurde. Im Rahmen einer Anliegen-Aufstellungsarbeit, hatte ich das massive Gefühl, durch Gewalt oder zumindest von einer Seite ungewollt, entstanden zu sein. Ich kann mich auch gut an eine Aussage meiner Mutter gegenüber meinen beiden Schwestern erinnern, dass eine Frau für ihren Mann uneingeschränkt da zu sein habe, wenn dieser nach Hause komme und gewisse Bedürfnisse mitbringe. Das gehöre zu den ehelichen Pflichten einer Frau. Diese Aussage hat sich damals tief in meine Moralvorstellungen eingebrannt. Das mag verrückt klingen, jedoch habe ich über 20 Jahre in einer Ehe genauso gelebt! Das hört sich irgendwie unlogisch an, da ich männlich bin und diese Aussage der Mutter auf ihre Töchter gemünzt war. Es ist sicher sinnvoll, an dieser Stelle zu ergänzen, dass der männliche Teil in meiner Erziehung mehr oder weniger vollständig gefehlt hat und ich mich somit an den weiblichen Prinzipien orientieren musste, um zu überleben. Heute klingt diese Aussage meiner Mutter für mich wie der fleischgewordene Ausschnitt aus dem Buch: „Der Ratgeber für die gute Ehefrau" aus den 50er Jahren.

Es ist mir auch nicht bekannt, ob und wie viele Fehlgeburten meine Mutter im Laufe der Jahre hatte. Nach Aussagen meiner Geschwister rechne ich jedoch mit mindestens zwei.

Fehlgeburten weisen darauf hin, dass der Körper der Mutter, aus ganzheitlicher Sicht, in diesem Moment nicht für eine Schwangerschaft ausgelegt ist oder der Entwicklungsprozess des Fötus durch ein Schockerlebnis bzw. eine wahrgenommene Gefahr der Mutter nicht zu Ende geführt werden kann. Es würde aus evolutionärer Sicht keinen Sinn machen, ein Nachkomme in eine Gefahrensituation hinein zu gebären. Die Mutter kann sich in Friedenszeiten erneut fortpflanzen und damit sich und ihre Nachkommen besser schützen. In der Natur ist die Erhaltung der Art klar geregelt! Befindet sich eine Frau im Kampf- oder Fluchtmodus, muss die heranreifende Frucht abgeworfen werden, um das Leben der Frau zu schützen. Wenn die Gefahr vorbei ist, kann sie dann einen neuen Anlauf zur Vermehrung nehmen.

Vor dem Hintergrund christlicher Moralvorstellungen und überlieferter Ethikkonzepte bedeutet eine Fehlgeburt zumindest in den westlichen Industrienationen einerseits immense Trauer der Mutter, die meist nicht gelebt werden kann oder darf (wenn schon lebende Kinder da sind, wird die Mutter ihre Trauer übergehen, um den Kindern gegenüber fröhlich zu wirken oder zumindest zu „funktionieren"). Andererseits wird häufig die Angst manifestiert, dass ein solcher Verlust sich bei der nächsten Schwangerschaft wiederholen könnte. Wenn dieses Schockerlebnis bzw. Trauma nicht gesund verarbeitet und in das

Ganzkörpersystem integriert wird bevor die Frau erneut schwanger wird, ist es eher wahrscheinlich, dass die (werdende) Mutter unbewusst die Angst oder zumindest Sorge in sich tragen wird, gegebenenfalls auch dieses Kind zu verlieren. Dies wiederum führt oft dazu, dass die Mutter entweder eine geringe bis überhaupt keine emotionale Bindung zum Kind aufbaut (wie in meinem Fall geschehen) oder sie entwickelt sich zu einer völligen Über-Beschützer-Mutter, die ihr Kind vor allem und jedem schützen will und es nicht loslassen kann. Beide Verhalten führen in der Regel dazu, dass das Kind sich nicht selbstsicher aus dem geschützten Hafen der gesunden Rückkopplung zwischen Mutter und Kind in die eigene sichere Autonomie entwickeln kann.

Kapitel 3

Kindheit & Jugend - Erinnerungen

Wenige Monate nach meiner Geburt verlässt mein ältester Bruder das Haus, um in einem katholischen Internat in Bayern sein Abitur zu machen. Der zweitälteste Bruder folgt ihm zwei Jahre später. So wachse ich mit drei älteren Geschwistern mehr oder weniger vaterlos auf, da dieser, meiner Wahrnehmung nach, permanent unterwegs ist. Montags morgens aus dem Haus Richtung Süddeutschland und freitags am Spätnachmittag Ankunft zu Hause. Gemeinsames Abendessen, danach verschwindet er üblicherweise in irgendeiner Sitzung. Kolpingfamilie, Pfarrgemeinderat, CDU oder Gemeindevorstand. Samstagmorgens früh aus dem Haus um bei einem befreundeten Bäcker im Nebenjob auszuhelfen, sowie nachmittags und abends wieder Sitzungen oder Vereinsarbeit. Sonntagmorgens Kirche – Pflichtbesuch - und nach dem gemeinsamen Mittagessen ist er meist auf dem Segel-Flugplatz verschwunden. Wenn er wirklich einmal zu Hause ist, versucht er aus meiner Sicht mit Herzblut seine sonstige Abwesenheit durch eine eher Laissez-faire-Haltung zu kompensieren und die unter der Woche von der Mutter aufgestellten Regeln und Verhaltensnormen dadurch zu unterwandern. Das führt zumindest bei mir eher für Verwirrung, was denn nun wirklich „richtig" ist. So fordert er mich z.b. während eines üblichen Sonntag-Spaziergangs auf, in den besten Klamotten auf einen Baum zu klettern oder in eine Pfütze zu springen. In seiner Vorstellung muss ein Junge nach einem gelungenen Tag dreckig nach Hause kommen. Einmal hat er mich während eines Gewitters dazu aufgefordert, mit Kleidung draußen im Dreck zu wühlen und durch die Pfützen zu springen. Ich war ganz alleine und alle Nachbarn haben mit großen Augen an ihren Fenstern gestanden. Er sagte: „Kümmere dich nicht darum, die sind nur neidisch!" Dann hat er mich mit dem Gartenschlauch wieder sauber gespritzt, bevor ich in der Badewanne gelandet bin. Ein anderes Mal beschließt er sonntags ein Picknick zu veranstalten. Allerdings regnet es in Strömen, als wir aus der Kirche zurückkommen. Er lässt sich nicht von seinem Plan abbringen und das Picknick findet in der Küche auf dem Fußboden statt, gegrillt wird auf dem Kohleherd in der Küche. Punkt.

Die Wiederherstellung einer nutzbaren Küche obliegt dann der mütterlichen Regie unter Hilfe aller Beteiligten. Meine Mutter ist stets aufopfernd für ihre Kinder und den Rest der Welt im Einsatz, ohne eigene Wünsche und eigene Persönlichkeit. Aus meiner Wahrnehmung heraus: Permanent überfordert.

Das klingt von außen betrachtet fast ein bisschen nach Idyll und doch fehlt etwas Wesentliches! Meine Eltern sind beide nicht greifbar. Ich kann es schwer beschreiben. Sie kümmern sich und umsorgen uns Kinder, sind jedoch nie wirklich emotional, gehen nie als Paar aufeinander ein. Das Leben findet im Kopf statt, nie im Herz, nie im Gefühl. Es gibt keine Zärtlichkeit, keine Berührung, Sexualität ist absolut tabu. Wenn wir uns in den Arm nehmen, dann ist das eher sachlich als herzlich. Die Kumpels und die Menschen, die zu Besuch kommen fühlen sich wohl und umsorgt. Ich höre ganz oft den Satz: „Du hast echt coole Eltern!" Wir bekommen nie Schläge. Strafen wie Hausarrest kenne ich nur aus Erzählungen in der Nachbarschaft. Jeder Mensch ist in unserem Haus willkommen und fühlt sich bei uns wohl. Doch die Basis ist nicht wirkliche Nächstenliebe wie es nach außen scheint, sondern das dringende Bedürfnis selbst von allen geliebt zu werden. Das habe ich im Laufe meiner jahrelangen Selbsterkenntnis-Reisen erst viel später gelernt.

Meine Eltern sind beide nach außen völlig offen und immer für jeden da. Allerdings nur nach außen! Sie sind emotional nicht erreichbar. Keiner von beiden ist in der Lage, sich auf sich selbst, auf die Partnerschaft oder auf uns Kinder einzulassen! Aufgrund ihrer eigenen Kindheits- und Kriegserfahrungen waren beide von ihren Emotionen abgeschnitten. Als eine mögliche Folge daraus tun Menschen u.a. alles dafür, um von anderen geliebt und anerkannt zu werden. Sie sind jedoch nicht in der Lage, eigene Grenzen zu setzen, können nicht NEIN sagen, opfern sich auf und richten ihr Leben danach aus, dass es allen anderen gut geht, unabhängig davon, wie es ihnen selber geht. Sie fühlen sich selbst nicht. So habe auch ich viele Jahrzehnte gelebt, ohne nur ansatzweise zu wissen warum. Und doch hat es sich immer falsch und oberflächlich angefühlt.

Ich besuche keinen Kindergarten, weil die Mutter sowieso zu Hause ist und eine Fremdbetreuung finanziell gar nicht tragbar wäre. In frühester Kindheit werde ich in alle Pflichten der katholischen Kirche eingeführt. Mit sieben oder acht Jahren werde ich Messdiener und bin ab diesem Zeitpunkt mehrfach die Woche in jedem Gottesdienst pflichtbewusst zu Diensten. Mit zehn Jahren gehe ich zur Erstkommunion und ab sofort gibt es noch zusätzlich diverse Tätigkeiten als Sternsinger, Austräger diverser Kirchenzeitungen, sowie zweimal im Jahr Sammlungen für die Caritas. Rasenmähen, Hecke schneiden und sonstige Tätigkeiten im und um das Pfarrhaus und die Kirche. Der Pfarrer ist ein ganz zurückhaltender Mann, der mit seiner Haushälterin im Pfarrhaus lebt. Ich habe nie wirklich verstanden, in welchem Verhältnis die beiden zu einander standen. Jedenfalls sind sie immer gemeinsam aufgetreten und im Urlaub durch die Welt gereist. Mit dem Hausherrn ein vertrauliches Gespräch im Pfarrhaus führen zu wollen ist eine Herausforderung. In der Regel muss er besagte Dame gesondert auffordern, das Zimmer zu verlassen, was sie dann meist beleidigt, und wirklich erst auf Ansage hin, tut.

Der Pfarrer hat sehr viele Hobbies, wovon eines die Fotografie ist. So hat er stets alle Reisen dokumentiert und daraus Diavorträge erarbeitet, die er den interessierten Schäfchen im Gemeindesaal in regelmäßigen Abständen vorführt. Einer dieser Vorträge handelt von einer Israel-Kreuzfahrt und ich muss heute noch schmunzeln, weil die Haushälterin an diesem Abend ganz unbefangen den Anwesenden erzählt, dass sie auf dem Schiff eine Doppelkabine mit dem Pfarrer geteilt hat. Bedingt durch einen Buchungsfehler seien keine zwei Einzelkabinen mehr verfügbar gewesen. Spätestens jetzt ist meine katholische Welt ins Wanken geraten! Zu Hause wird mir eine Welt von Nächstenliebe und Moral, Ehrlichkeit und Wahrheit verbal vermittelt. Die reale Welt vor meiner Haustür nehme ich allerdings deutlich anders wahr.

Ein weiteres Hobby des Pfarrers ist das Sammeln von Pilzen und Früchten. Die Früchte werden üblicherweise zu Likören verarbeitet. Ich erinnere mich daran, dass bei uns zu Hause sehr strenge Regeln in der Fastenzeit (zwischen

Aschermittwoch und Karfreitag) herrschen. Dazu zählt auf alle Fälle der Verzicht auf Alkohol und Süßigkeiten. So wundere ich mich häufig darüber, wenn ich mit Rasenmähen oder Straße fegen fertig bin, dass die Haushälterin mich ins Pfarrhaus einlädt, um als Belohnung ein kleines Likörchen zu probieren. Diese Arbeiten erledige ich meistens freitags. In meinem Elternhaus gilt der Freitag als Fastentag, d.h. der Genuss von Fleisch, Kuchen oder Süßigkeiten ist untersagt. Bei den ersten dieser Einsätze bin ich vielleicht zwölf oder dreizehn Jahre alt, extrem schüchtern und nicht fähig, ein klares NEIN zum Ausdruck zu bringen. So wird es mehr oder weniger zur Regel, dass mich die Dame aus dem Pfarrhaus nach getaner Arbeit mit Alkohol und oft noch mit selbstgebackenem Kuchen belohnt. Gerechtfertigt wird dies damit, dass ein solches Angebot am fremden Tisch auch in der Fastenzeit nicht ausgeschlagen werden dürfe, da ein solches Verhalten die Gastfreundschaft nicht ausreichend würdigen würde. Da mein Vater irgendwann mal eine ähnliche Aussage trifft, habe ich zwar immer noch ein schlechtes Gewissen, lasse die Verköstigungsprozedur aber trotzdem über mich ergehen. Außerdem kann ich jedes zusätzliche Essen in meiner „ausgehungerten" Lage gar nicht ablehnen!

Es berührt mich heute noch, wenn ich irgendwo Essen im Müll liegen sehe. So kann ich nach all den Jahren nur schwerlich ein Angebot des Gastgebers nach einer Feier ausschlagen, übrig gebliebene Essensreste mit nachhause zu nehmen, bevor diese über den Müll entsorgt werden. Ich habe ganz klare Situationen vor Augen in denen der Kühlschrank leer ist, meine Mutter zu beten anfängt damit der liebe Gott helfen möge, damit es weitergeht. Oft vergeht tatsächlich nur ein kurzer Zeitraum und es klingelt an der Tür und ein Nachbar bringt Gemüse aus dem Garten. Oder eine Bekannte ruft an und teilt meiner Mutter mit, dass dringend das restliche Obst im Garten gepflückt werden muss. Oder der Bauer in der Nachbarschaft schlachtet und bringt dann ein paar Knochen zum auskochen. Solche Erlebnisse gibt es viele. Ich kann mich genauso gut daran erinnern, dass ich mit meiner Mutter zum Wocheneinkauf im damals neueröffneten, hochmodernen Supermarkt gegangen bin und eine gute Bekannte an der Kasse sitzt. Ein spartanischer Einkaufszettel mit den dringendsten Notwendigkeiten für das Überleben der Familie in Mutters Händen. Fein abwägend legt sie ein Teil nach dem anderen auf das Kassenband. Hinter uns stehen Menschen in der Schlange, die uns kennen und die Kassiererin tippt alles ein und sagt uns die Endsumme. Meine Mutter öffnet den Geldbeutel und wird ganz bleich. Sie schüttet ihn aus und schaut was sie darin finden kann und stammelt: „Oh je, das reicht wohl nicht!" Sie muss schnell entscheiden, welche Sachen unbedingt gebraucht werden und was doch noch verzichtbar ist. Diese Artikel lässt sie zurückgehen. Verzweifelt suche ich, mit nach unten gerichtetem Blick, das Loch welches endlich unter mir aufgehen möge, damit ich mich diesen Blicken, die ich spüre, entziehen kann. Mir ist heiß und kalt zugleich, mein Herz schlägt bis zum Hals…unendliche Sekunden vergehen… Sie findet dann noch ein paar Briefmarken im Seitenschlitz des Portemonnaies, die sie zu dem vorhandenen Geld anbietet, um den restlichen Einkauf abzudecken. Die Kassiererin nickt verlegen und schiebt die Briefmarken mit in die Kasse. Vermutlich einer der beschämendsten und prägendsten Momente meines Lebens. Später habe ich heimlich von meinem Geld, das ich mit den verschiedenen Diensten bei der Kirchengemeinde verdiene, meiner Mutter ab und an einen Schein in den Geldbeutel geschmuggelt. Das habe ich bei meinen großen Geschwistern abgeschaut, die das seit vielen Jahren ebenfalls machen.

Es ist eine familieninterne Pflicht mindestens zweimal im Jahr vor den hohen Feiertagen zu beichten. Freundlicherweise gibt es in der Gemeinde eine Regelung, dass genau zu Ostern und Weihnachten ein fremder Pfarrer zu Beichtterminen in die Kirche kommt. So kann ich wenigstens der Gefahr aus dem Weg gehen, dem eigenen Pfarrer, der zusätzlich noch mein Religionslehrer in der Schule ist, alle meine Sünden beichten zu müssen. Ich würde mich zu Tode schämen, wenn ich dem Menschen, dem ich mindestens vier oder fünf Mal in der Woche über den Weg laufe, all meine Schandtaten erzählen sollte. Selbst wenn meine Mutter mir hundert Mal versichert hat, dass er ein Schweigegelübde abgelegt hat und er verpflichtet ist, niemals darüber zu sprechen! Vor allem kann ich diesem absolut beängstigenden Ritual einfach überhaupt nichts abgewinnen. Als kleiner Junge mit gesenktem Haupt in diesen dunklen Holzverschlag in der Kirche schleichen zu müssen, löst absoluten Stress in meinem Körper aus. Außerdem verstehe ich einfach nicht, dass mir einerseits beigebracht wird, dass der liebe Gott alles sieht und vergibt und ich andererseits trotzdem einem Menschen aus Fleisch und Blut, in einem dunklen Holzverschlag sitzend, all meine Missetaten einzeln aufzählen soll, um dann mit einem „Vater Unser" und einem „Ave-Maria"-Gebet von meiner Schuld befreit sein soll. Damit ich diese ungeliebte Zeremonie einigermaßen überstehe, habe ich von Anfang an für mich ein paar Standardsätze ins Programm aufgenommen, die mir wichtig genug erscheinen. Etwa so: „Ich habe geflucht, ich war in der Schule nicht immer aufmerksam, ich war unordentlich..." und zum Abschluss habe ich gesagt: „Ich habe gelogen." Und damit habe ich das gesamte Spektrum aufgefangen und dem Pfarrer den Wind aus dem Segel genommen. Bis ich zur Schule komme, betet meine Mutter täglich mit mir vor dem Bett kniend ein Morgen- und Nachtgebet. Dann bin ich groß genug, diese Aufgabe alleine zu erledigen, was ich bis heute nicht tue. Meines Erachtens muss ich nicht unterwürfig vor dem Bett knien, um Dankbarkeit und Demut der Allmacht gegenüber zum Ausdruck zu bringen. Ich kann mich mittlerweile auch ohne Ritual mit dem, was allgemein als Gott bezeichnet wird, unterhalten. Das schaffe ich ganz alleine, ohne Kirche und Kruzifix an der Wand.

Zu Hause wird auch täglich vor und nach dem Mittagessen gebetet. Vor der Mahlzeit betet jeden Tag ein anderer am Tisch ein Dankgebet und nach der Mahlzeit wird noch ein sogenanntes Angelus-Gebet reihum in wechselnden Sprechrollen von allen Anwesenden gesprochen. Solch einen Aufwand hat nicht einmal der Pfarrer im Ort betrieben, wenn ich dort zum Essen am Tisch saß. Ich kann sicher sagen, dass er nur ein ganz kurzes Pflichtgemurmel abgehalten hat. Oft kam es mir so vor, dass er nur betet, weil ich mit am Tisch sitze. Diese langatmige Zeremonie zu Hause hat mich das eine oder andere Mal fast in den Wahnsinn getrieben. Vor allem wenn ich draußen von den Nachbarjungen zum Spielen erwartet werde und dann regelmäßig bissige Kommentare über mich ergehen lassen muss, kommt mir diese Zeit einfach unendlich vor.

Zu Weihnachten stellt mein Vater mit großem Brimborium eine Krippe aus Gipsfiguren unter den Baum. Zu diesem Arrangement gehört eine Futterkrippe, die mein Vater selbst aus Holz geschnitzt hat. Dazu gibt es passend, einzeln auf Länge geschnittene echte Strohhalme, auf die das Jesuskind gebettet wurde. Allerdings müssen wir Kinder in der Adventszeit ganz besonders darauf achten Gutes zu tun. Für jedes positive Auffallen, wie freiwillige Hausarbeiten oder sonstige gute Taten, wird eine Strichliste geführt. Und wenn der Vater am Wochenende nach Hause kommt, werden dann anhand der Strichliste einzelne Strohhalme verteilt, die in diese hölzerne Futterkrippe gelegt werden dürfen. Genauso wird auf dieser Strichliste negatives Auffallen, wie fluchen oder streiten oder, aus Sicht der Mutter, sonstiges schlechtes Benehmen vermerkt. So muss dafür am Wochenende pro Strich ein Strohhalm der Krippe wieder entnommen werden. Daher gibt es durchaus Jahre in denen das Jesuskind am Heiligabend sehr hart gebettet liegt. Und dieser Umstand wird auch uns Kindern, mit einer mahnenden Ansprache während der Geschenke-Verteilung, deutlich ins Bewusstsein gerufen. Ich bin von meinen Eltern nie geschlagen worden, doch haben sich emotional niederschmetternde Bemerkungen unter dem Christbaum, wie: „Ja liebes Jesuskind, dieses Jahr musst du halt leider frieren und darfst nicht so weich liegen, weil unsere Kinder nicht so

lieb waren, wie du dir das bestimmt gewünscht hättest!"
tief in mein Kinderherz gebrannt und mich stets schuldig
fühlen lassen. Nicht zuletzt deshalb, weil ich in einem
Uraltgemäuer mit sehr dürftiger Ölofen-Heizung im Winter jede Nacht vor Kälte schlotternd im Bett liege. Die
Fenster sind zu dieser Zeit morgens mit zentimeterdicken
Eisblumen zugefroren. Daher weiß ich also genau, was
wirkliche Kälte und hart liegen bedeutet.

Ich wachse in einem ehemaligen Kutschergebäude eines
alten Schlosses auf. Das gesamte Areal ist von dem fürst-
lichen Besitzer als sozialer Wohnungsbau mit 22
Wohneinheiten an vorwiegend mittellose Menschen und
kinderreiche Familien vermietet. Anfangs teilen sich
meine beiden Schwestern ein Zimmer und ich mir eines
mit meinem älteren Bruder Christoph. Aus Platzgründen
gibt es ein metallenes Etagenbett. Es wackelt und
quietscht ganz furchtbar und mein Bruder schaukelt sich
jede Nacht in den Schlaf. Er schläft oben und wälzt sich
immer stundenlang ächzend hin und her. Dabei bewegt
sich das ganze Bett und ich finde kaum Schlaf. Wenn es
mir zu bunt wird, trete ich von unten gegen seine Matratze. Dann hört er endlich auf. Der Erfolg hält meist nur
wenige Minuten an bevor er sich wieder herumrollt. Ich
habe zu dieser Zeit keine Ahnung, weshalb er das macht…

Heute weiß ich, dass es sich bei dieser schaukelnden Bewegung um eine frühe Traumafolgestörung handelt. Mein Bruder versucht sich durch dieses reflektorisch ausgelöste Säuglingsverhalten „in-Sicherheit-zu-wiegen". Ein Baby, das eine direkte Gefahr oder eine unsichere Mutter wahrnimmt, rollt sich ein und macht sich so klein und unsichtbar wie nur möglich. Ist die wahrgenommene Gefahr vorüber und wird das Baby oder Kind nicht von der Mutter co-reguliert, bleibt ihm nur das eigene rhythmische schaukeln, um das Nervensystem zu beruhigen. Säuglinge und kleine Kinder können sich allerdings nicht alleine neurologisch regulieren und emotional beruhigen. Gefühle wie Wut, Angst, Trauer, Freude oder Scham, kann ein kleines Kind nicht sinnvoll in sein Ganzkörpersystem integrieren. Es benötigt am Anfang des Lebens die Mutter, um das eigene Nervensystem gesund ausbauen zu können und später Gemütszustände selbst gesund regulieren zu können. Diese Form der Fremdregulation über die Mutter nennt man auch Co-Regulation. Ist die Mutter selbst nicht in der Lage ihre Gefühle zu regulieren, kann sie diese Fähigkeit natürlich nicht an ihr Kind weitergeben. Das Baby wird von den aufkommenden Gefühlen, im wahrsten Sinn des Wortes, überwältigt und muss einen eigenen Weg finden um zu überleben.

Ein weiteres Zimmer wird freigehalten für eventuelle Besucher, bzw. für den Fall, wenn meine beiden älteren Brüder in den Ferien nach Hause kommen. Christoph zieht mit 18 Jahren in eine freigewordene Wohnung in der Nachbarschaft und so werden die Plätze neu verteilt. Ich erhalte das Zimmer der beiden Ältesten und die anderen beiden Zimmer werden unter meinen Schwestern aufgeteilt. Einerseits habe ich mit diesem Zimmer sicher die beste Möglichkeit im ganzen Haus bekommen, es ist außer dem Wohnzimmer welches direkt daneben liegt, das einzige Zimmer mit eigener Tür! Alle anderen sind Durchgangszimmer. Der Nachteil ist, dass die Zwischenwände aus ungedämmtem Gipskarton bestehen und wenn Besuch kommt, ich im Bett jedes Wort verstehen kann und kaum Schlaf finde.

Als ich knapp drei Jahre alt bin, sollen meinem Bruder Benno die Rachenmandeln entfernt werden und mein Vater ist der Meinung, dass die Rachenmandeln eigentlich überflüssig sind und von keinem Menschen gebraucht werden. Er beschließt daher, den Rest der Truppe gleich mit ins Krankenhaus zu schicken, damit die ganze Schar das „Problem" in einem Aufwasch los wird. So werden mir die Mandeln ohne Krankheitsbefund entnommen. Aus Berichten meiner Geschwister weiß ich eine spannende Begebenheit: Ich bin irgendwann daumenlutschend und deshalb stumm im Schlafanzug auf den Krankenhausflur getapst. Meine Geschwister stehen, wohl mit anderen Patienten in eine Unterhaltung vertieft, ein paar Meter weiter. Als sie nach mir schauen, wird meine Hose hinten immer länger und ein Bus fährt rückwärts aus der Garage...knickt abrupt ab und eine feste braune Wurst rutscht in meinem Hosenbein herunter und landet im Flur neben meinem Fuß. Alle um mich herum lachen sich kaputt und es fällt keinem auf, dass ich als Kind nicht einmal in der Lage bin, meine minimalsten Grundbedürfnisse zu äußern!

Etwa ein bis zwei Jahre später werde ich im gleichen Krankenhaus mit Blinddarmentzündung zum zweiten Mal operiert. Ich liege in einem Männerzimmer. Ich glaube es war ein Vier-Bett-Zimmer, das weiß ich nicht mehr so genau. Ich kann mir heute gut vorstellen, mit wieviel Angst ich dort ausharren muss - alleine gelassen und wieder ohne die Sicherheit meiner Mutter. Ich erinnere mich nur dunkel daran, dass ein Junge, der ein paar Jahre älter ist, neben mir liegt und mich in der Nacht nach der OP erfolgreich daran hindert meinen Durst heimlich am Wasserhahn zu stillen. Die herbeigerufene Krankenschwester erklärt mir dann mit erhobenem Zeigefinger, das ich sterbe, wenn ich heimlich nach der Blinddarm-Operation Wasser trinke.

46

Ich bin Bettnässer und meine Mutter schleppt mich verzweifelt zu einem alten Hausarzt, der mir ein paar kleine, rote, herzförmige Pillen verschreibt, die das Problem wegzaubern sollen. Sie wirken und Jahre später habe ich erfahren, dass es Zuckerbonbons waren.

Ich lutsche in der Grundschule noch am Daumen und meine Geschwister wollen mir das mit ganz tollen Spezial-Ideen endlich abgewöhnen. Sie wickeln mir z.B. Heftpflaster um den Daumen, die mit extrascharfem Senf bestrichen sind. Da mich der scharfe Senf nicht beeindruckt, wird weiter geforscht und festgestellt, dass ich davon ganze Esslöffel voll verspeisen kann, ohne zu heulen. Das nutzt mein Bruder Christoph schamlos aus. Er nimmt mich irgendwann mit zu einer Klassenfeier in die Schule, weil er mit seinen Kameraden gewettet hat, dass ich es schaffe einen ganzen Löffel Löwen Senf Extrascharf zu essen. Ich werde auf einen Tisch in der Mitte der Klasse gestellt, bekomme einen Löffel Extrascharf aus der grünen Tube und verziehe keine Miene, denn ich habe damals schon irgendwie herausgefunden, dass so etwas möglich ist, wenn ich die Luft anhalte. Seine ganze Klasse steht mit offenem Mund im Kreis um den Tisch und mein Bruder staubt 5 DM für seine gewonnene Wette ab.

Um meine innere Unruhe halbwegs in den Griff zu bekommen, kaue ich fleißig, bis weit in meine Jugendzeit Fingernägel. Seitdem ich denken kann, begleitet mich permanent ein lästiger Fußpilz und jede Menge weitere Hautprobleme.

Erst mit Mitte 40 gewinne ich Erkenntnisse darüber, warum Kinder solche Symptome entwickeln... Bettnässen, Nägelkauen und langanhaltendes Daumenlutschen können Anzeichen im Kindesalter sein, die unter anderem durch emotionalen, körperlichen oder sexuellen Missbrauch entstehen können. Es sind auf alle Fälle Anzeichen für hochgradigen Stress und ein in sich zusammengefallenes vegetatives Nervensystem sowie dessen Folgen.

Zahlreiche große und kleine Narben auf dem ganzen Körper verteilt, erinnern mich noch heute daran, dass ich als Kind Dauerkunde beim ansässigen Chirurgen war. Ich kann auf eine lange Liste unzähliger Stürze und Unfälle zurückgreifen. Die meisten unsanften Saltos habe ich wohl mit dem Fahrrad fabriziert.

Ich bin ein kontaktscheues und sehr zurückhaltendes Kind und spiele mit nur wenigen Kindern aus meiner nächsten Umgebung. Dennoch liebe ich offensichtlich das Risiko. Zumindest machen mir vermeintlich gefährliche Situationen weniger Angst als fremde Menschen. Zumindest kann ich nur schwer das Gefühl der Angst fühlen oder wirklich zulassen. Mein Körper ist fast süchtig nach dem nötigen Spritzer Stresshormone: Adrenalin, Noradrenalin und Cortisol.

Auch in diesem Punkt kommt erst vierzig Jahre später die Erkenntnis: Sozialer Rückzug im frühsten Kindesalter ist ein Anzeichen für eine erlebte unsichere Bindung zur Mutter und kann darüber hinaus eine weitere Folge von erfahrenem emotionalen, körperlichen oder sexuellen Missbrauch sein.

Der wichtigste Mensch zu dieser Zeit ist Frank, der in die Nachbarschaft zieht, als ich sechs Jahre alt bin. Er ist eineinhalb Jahre älter und wir gehen viele Jahre gemeinsam durch dick und dünn. Frank hat vor fast Allem Angst und riecht immer schon eine Gefahr, bevor der Spaß erst richtig losgeht.

Das Spiel mit dem Feuer fasziniert mich ungemein. Einmal bin ich mit Frank auf Tour mitten durchs Dorf. An einer befahrenen Straße stecke ich auf einer ausgedörrten Sommerwiese, mit etwa 50 cm hohen dürren Grashalmen, eine Zeitung an. Es ist dreißig Grad und stahlblauer Himmel. Ich stehe plötzlich mitten in den Flammen, weil die ganze Wiese lichterloh brennt. Frank rennt in Panik davon, weil Autos vorbei gefahren kommen und er Angst vor einer Bestrafung hat. Ich stehe auf dieser Wiese und fange an, ganz hektisch mit den Füßen auf den Flammen herumzutrampeln. Natürlich habe ich keine Chance bei dieser Hitze. Ein Transporter mit zwei Männern vom nahegelegenen städtischen Bauhof bleiben stehen und fragen: „Verdammt nochmal, Bengel…was ist denn hier los?" Sekunden vorher ist das hohe Gras abgefackelt und mit einem Schlag das Feuer aus. Ich stehe schwitzend und mit Herzrasen mitten auf der stinkenden schwarzen Fläche und stammele: „Nix, wieso?" Tatsächlich fahren die beiden Männer einfach weiter!

Warum liebe ich als Kind dauernd das hohe Risiko? Warum ist mir mein Leben so wenig wert? Erhöhte Risikobereitschaft und niedriges Schmerzempfinden sind weitere mögliche Folgen von emotionalem, körperlichem oder sexuellem Missbrauch. Zumindest ein Zeichen dafür, dass ich den Adrenalinkick brauche, um mich überhaupt fühlen zu können.

Christoph bekommt zu seinem 18. Geburtstag von seinem Patenonkel einen uralten Skoda geschenkt, weil der Onkel sich ein neues Auto kaufen will. Als unsere Mutter mal ein paar Stunden aus dem Haus ist, sagt er zu mir: „Los komm, wir fahren mal zusammen Auto!" Natürlich bin ich körperlich viel zu klein und muss im Stehen fahren, bin aber stolz wie Bolle. Im Sitzen komme ich zwar besser an die Pedale, aber kann nicht mehr übers Lenkrad schauen. Es sind nur ein paar Meter Feldweg geradeaus, trotzdem komme ich mir vor wie King Käse persönlich!

Eines Tages prahle ich Frank gegenüber, dass ich auf der 50 cm breiten Wehrmauer um das Schloss, die stellenweise bis auf 5 Meter zur Stadtseite abfällt, mit dem Rad entlangfahren werde. Je mehr er mich drängt nicht so einen Scheiß zu machen, desto mehr will ich einmal beweisen, dass ich mutig bin und etwas kann. Ja endlich einmal etwas besser können als alle anderen. Einmal richtig Aufmerksamkeit bekommen. Frank schaut mir mit entsetzten Augen zu, wie ich die 20 Meter an der engsten und höchsten Stelle der Mauer entlang radele. Mein Herz klopft bis zum Hals, meine Hände sind nass vor Aufregung, aber es gibt kein Zurück. Ich habe behauptet, dass ich das kann, da muss ich jetzt durch. Volle Konzentration auf das Ende der Mauer, nicht nach rechts oder links schauen, erst recht nicht nach unten. Nur ankommen zählt. Ich muss mich zwingen, ja nicht nach unten zu schauen. Die andere Seite ohne Absturz erreicht, lässt meinen adrenalin-gefluteten Körper, gepaart mit unendlichem Stolz, das BMX-Rad umdrehen und die gleiche Strecke wieder zurückfahren. Frank ist leichenblass und stottert nur: „Du… b…ist… vollk…ommen irre!"

Wenn mich jemand von meiner Familie sucht, bin ich oft hoch in den Bäumen versteckt. Ich bin ein richtiger Klettermaxe. Kein Baum ist hoch genug! Oft ziehe ich mich stundenlang in vollkommene Einsamkeit auf eine Eibe im

Schlosspark vor unserem Haus zurück, mucks-mäuschen still und beobachte vorübergehende Menschen. Mir ist damals schon aufgefallen, dass die anderen Kinder sich nicht so verhalten. Ich habe allerdings keine Ahnung, warum das so ist.

Überdurchschnittliches Rückzugsverhalten und die stete Suche nach sozialer Isolation zur Stress- und Gefahrenvermeidung können ebenfalls Anzeichen für traumatische Erfahrungen, wie z.B. erlebten Missbrauch sein.

An einem kalten Wintertag laufe ich mit Frank nach der Schule zusammen nach Hause und ich beschließe einen Schneeball gegen die Fensterscheibe einer alten Werkstatt zu werfen. Er sagt: „Mach das bloß nicht, wenn die Scheibe kracht, gibt das bestimmt Ärger...!" Lachend feuere ich einen dicken Schneeball auf die Scheibe, die natürlich prompt zu Bruch geht, und wir stehen vor Schreck noch mit offenen Mündern da, als die Tür auffliegt, der Hausbesitzer herausgerast kommt und ungefragt Frank eine fette Ohrfeige verpasst. Ich stehe daneben und sage: „Ich war das!" Dem Mann fällt die Kinnlade herunter, er schnappt kurz nach Luft und verschwindet wortlos im Haus. Ich entschuldige mich bei Frank dafür, dass er für mich eine gefangen hat. Später haben wir uns jahrelang darüber schlappgelacht.

Frank bringt mir unter anderem das Rauchen bei. Seine Mutter raucht Kette und er mopst ihr jeden Mittag eine ganze Schachtel, ohne dass es je aufgefallen wäre. Und wenn ich stinkend nach Hause komme, muss ich meiner Mutter nur sagen, dass ich bei Frank war und es gibt keine Nachfragen. Mutter wundert sich nur häufig darüber, dass ich so blass bin, schiebt dies allerdings auf häufig auftretende Schlafschwierigkeiten und Albträume. Es ist sicher nicht alltäglich, mit 7 Jahren das Rauchen anzufangen und mit 16 wieder aufzuhören, nun ja, mein Lebenslauf gibt das her. Mit der Kippe in der Hand fühle ich mich cool und lässig. Wir übertrumpfen uns gegenseitig damit, wer das Teil am lässigsten in den Mundwinkel schieben kann. Wir beobachten die Großen und probieren aus, wie man den Glimmstängel am coolsten zwischen den Fingen hält und üben regelmäßig wie man Kringel in die Luft pustet. Ab und zu gehe ich ganz großkotzig (anfangs mit Herzrasen und schwitzend) in einen von den beiden Tabakwarenläden im Dorf und erzähle dem Besitzer, der mich natürlich kennt, weil seine Tochter in meiner Schulklasse ist, dass ich für den Opa aus der Nachbarschaft Zigarren oder Zigarillos holen soll. Das hat damals keine Menschenseele interessiert. Der Verkäufer hat immer breit gegrinst und natürlich gefragt: „Stimmt das denn auch wirklich?" und ich habe regelmäßig Stein und Bein geschworen, dass er gerne auch den Nachbarn fragen kann, um das zu bestätigen. Keine Ahnung, ob er das jemals getan hat. Eins ist jedenfalls sicher: es gibt nur zwei Möglichkeiten in dem Städtchen Zigarren zu kaufen und jeder kennt jeden.

Erst Jahrzehnte später finde ich heraus, wieso ausgerechnet ich mit 7 Jahren anfange zu rauchen. Jede Form der zusätzlichen Betäubung ist genauso willkommen, wie die unendliche Sucht nach Anerkennung von außen. Ablehnung würde ich genauso wenig aushalten, wie mich selbst zu fühlen. Eine weitere mögliche Folge von erlebtem Missbrauch in jungen Jahren.

Als ich etwa 6 oder 7 Jahre alt bin, ich erinnere mich nicht mehr genau, habe ich einen schmerzenden Eckzahn und meine Mutter sagt nachmittags zu mir: „Du weißt doch wo der Zahnarzt wohnt, geh mal hin und frage was du machen kannst". Der Zahnarzt fackelt nicht lange und sagt: „Das ist doch gar kein Problem, du bist doch ein großer und mutiger Junge, stimmt's?" Ich nicke stumm und kralle mich mit beiden Händen in den Armlehnen des Behandlungsstuhls fest, er gibt mir eine kleine Betäubungsspritze und zieht den Milchzahn mit einem RUCK raus. Er klopft mir auf die Schulter und lobt mich: „Mensch, bist du ein tapferer Junge! Ich mache den Zahn schön sauber, dann kannst du ihn gut als Andenken aufheben und zu Hause der Mutti zeigen, OK? Sag mal liebe Grüße zu Hause!" Zu

Hause angekommen zeige ich meiner Mutter den Zahn mit der dazugehörigen Lücke und erzähle von meinem Erlebnis. Sie sagt nur: „Hast du gut gemacht! Schön, dass das Problem jetzt gelöst ist." Solch ein Vorgehen wäre heute sicher unvorstellbar! Irgendwann danach bekomme ich meine erste lose Zahnspange, die ich so gut wie nie trage, weil ich sie hasse wie die Pest. Zwei Tage vor dem nächsten Termin habe ich sie dann immer ein paar Stunden in den Mund und so eng einstellt, dass mir der ganze Schädel brummt. Der Zahnarzt war schon etwas älter und hat das offensichtlich nie bemerkt. Jedenfalls lobt er immer meine tollen Fortschritte, aber trotzdem muss ich ewige Zeiten diese verhasste Spange tragen.

Heute weiß ich, dass eine reine lokal angeordnete Zahnkorrektur ziemlich wenig Sinn macht, da logischerweise ein Zusammenhang zwischen Kiefer- und Zahnstellung zum Rest der Körperstatik besteht. Vor allem die Stellung des ersten Halswirbels „Atlas" als auch nicht gehemmte frühkindliche Reflexe haben u.a. einen massiven Einfluss auf die Kiefer- und Zahnstellung. Die Halswirbelsäule wird nicht nur durch die Position des Embryos in der Schwangerschaft, sondern auch durch die Umstände der Geburt maßgeblich beeinflusst. Das gilt nicht nur für Kaiserschnitt-, Saugglocken- und Zangen-Geburten, sondern für jedweden Eingriff in den „natürlichen" Geburtsablauf! Auch die nicht gehemmten bzw. integrierten frühkindlichen oder auch primitiven Reflexe, sind in dem Zusammenhang, wie schon erwähnt, ein großes und wichtiges Thema. Die Ausführung darüber würde hier zu weit führen. Ich erachte das Wissen um die Zusammenhänge von der Ausbildung der Körperstatik in Abhängigkeit von diesen primitiven Reflexen allerdings als so wichtig, dass ich es zumindest an dieser Stelle hier erwähnen möchte. Denn ein kompensatorisches Verhalten für nicht-integrierte primitive Reflexe kann z.B. ein lang andauerndes Daumenlutschen sein, welches sich neben dem Gebrauch eines Schnullers ebenso nachhaltig auf eine Zahnfehlstellung auswirkt.

Eine Anekdote zu meiner Schüchternheit: Der Einschulungstag ist vorbei und am nächsten Tag, dem eigentlichen ersten Schultag, sitze ich inmitten der Klasse, muss zur Toilette und traue mich aber nicht, zu fragen wo diese ist. Ich rutsche nervös von einer Pobacke auf die andere und hoffe inständig, dass es endlich zur Pause läutet. Ich fange an zu schwitzen und die Zeit wird unendlich lange. Im Nachhinein erinnert es mich ein bisschen an meine „Bus-Geschichte" bei der Mandel-OP im Krankenhaus. Irgendwann schaffe ich es nicht mehr zu halten, der Pausen-Gong bleibt weiterhin aus. Ich weiß nicht, wie lange ich zappelnd dasaß. Jedenfalls pinkele ich irgendwann auf den Stuhl bzw. in die Hose. Ich bleibe ganz still sitzen und hoffe, dass keiner etwas merkt. Doch als es unter meinem Stuhl leise tropft und das Geräusch nicht zu überhören ist, fängt mein Tischnachbar an zu lachen und zeigt mit dem Finger auf mich. Die Lehrerin schimpft noch obendrein, weil ich nichts gesagt habe und ich werde unter großem Gelächter der gesamten Klasse nach Hause geschickt.

Heute bin ich zutiefst erschüttert über die Erkenntnis, dass ich auch mit sechs Jahren immer noch nicht in der Lage bin, in einer fremden Umgebung für meine minimalsten Grundbedürfnisse einzustehen, bzw. mich in fremder Umgebung nicht traue, den Mund aufzumachen!

Ab diesem ersten Schultag war für mich die Schule nie mehr mit einem freudvollen Erlebnis verbunden. Allein der Gedanke an Schule löst Stress aus. Natürlich sammeln sich die Erlebnisse und die Angst vor der Schule steigert sich stetig. Wenige Wochen in der ersten Klasse tritt mir ein Mädchen auf dem Schulhof wegen irgendeiner Kleinigkeit, an die ich mich überhaupt nicht mehr erinnern kann, so hart in die Hoden, dass ich umfalle wie ein Baum. Kein Lehrer ist in der Nähe, ich mache das mit mir alleine aus, schleppe mich zurück in den Klassenraum und tue so als ob nichts passiert wäre.

Da zu Hause immer das Geld fehlt, schneidet mein Vater allen Jungs die Haare mit einer elektrischen Scherma-schine. Traditionell trägt der anständige Junge eine Le-derhose. (Was habe ich dieses Teil gehasst!) Natürlich kann das zusammen mit einem unterirdischen Selbstwert nur schief gehen und so werde ich die ersten Jahre in der Schule regelmäßig begrüßt mit: „Fritzi-Spitzi", „Glatze", „Krotze" (ein hessisches Schimpfwort, eigentlich für den Apfelrest)...oder... „Hast du dir den Friseur gemerkt? Den würde ich anzeigen an Deiner Stelle!"...Zuzüglich unzähli-ger Witze über Klamotten und der Tatsache, dass ich mit dem abgewetzten, knallroten Kunstleder-Schulranzen meiner Schwester eingeschult werde, während der Rest der Schule mit den neusten „SCOUT"-Modellen ausge-stattet ist, die damals neu den Markt gesprengt haben.

Mit zehn Jahren „darf" ich zur Erstkommunion gehen. Die Frage, ob ich daran teilnehmen möchte oder nicht, stellt sich in meiner Familie gar nicht, obwohl ich mit der Zere-monie überhaupt nichts anfangen kann. Damals habe ich schon die Frage im Kopf, wie ein Stück trockenes Brot, das ein Pfarrer segnet, zu einem Stück von Jesus wird. Noch mehr stellt sich mir die Frage, warum ich als Mensch ein Stück von Jesus essen soll? Statt dagegen zu rebellieren, habe ich mich auch diesem Schicksal unterworfen und mich den Gepflogenheiten meiner Familie angepasst.

Das tun wir als Kinder ja grundsätzlich alle, da wir mangels Wissens und aus unserer abhängigen Position heraus nicht wirklich eine freie Wahlentscheidung haben, wenn sie uns von den Eltern nicht eingeräumt, bzw. vorgelebt wird. Die Eltern sind Vorbild, Gesetz, Götter auf Erden, die uns zeigen, wie die Welt und wir in ihr funktionieren sollen.

Wie oft in meinem ganzen Leben in meinem Bauch ein NEIN kocht und mein Mund ein JA ausspricht, kann ich nicht mehr zurückverfolgen. Es ist wichtiger für mich, von anderen gesehen, gehört, angenommen und geliebt zu werden, als meine eigenen Bedürfnisse zu äußern oder einfach meine Meinung zu vertreten. Eine Tatsache die mein ganzes Leben bestimmt! Aber warum ist das so?

Ich habe noch die Worte meiner Mutter im Ohr: „Kein Zorn, sonst gibt's auf den Hintern!" Ich habe nie ausprobiert, ob sie mich wirklich verhauen hätte, stattdessen habe ich jegliche Wutgefühle unterdrückt und das lebenswichtige Entwickeln von gesunder Aggression überhaupt nicht gelernt. Einmal hat mich ein Nachbarsjunge im Sandkasten zur Weißglut getrieben und als ich gerade richtig in Wallung komme, schreit mein Vater aus dem Fenster: „Sofort aufhören! Er hat eine Brille, wer soll die bezahlen, wenn du sie kaputt machst?" Vermutlich war es ein Samstagnachmittag, sonst wäre der Vater nicht zu Hause gewesen. Eine Weile später habe ich diesen Jungen irgendwo außer Sichtweite des Hauses aufgefordert: „Setz mal deine Brille ab!" Er fragte: „Wieso?" Ich sagte wieder: „Nur so, setz mal ab!" Er: „Warum denn?" Ich: „Na, nun mach doch mal!" Er: „Nee, kein Bock!" Also stehe ich vor ihm (ich bin einen halben Kopf größer!), nehme ihm mit meiner linken Hand die Brille von der Nase, haue ihm mit rechts voll eine runter und setze ihm mit beiden Händen die Brille wieder auf. Er schaut mich völlig verdattert an und ich sage grinsend: „So, jetzt sind wir quitt!" Ein großer Triumph in meiner persönlichen Entwicklung, der für viele Jahrzehnte einmalig bleibt.

In diesem Alter, so ab vielleicht 7-8 Jahren fühle ich mich schon unendlich einsam, klein, wertlos und dumm. Der Gedanke: „Du kriegst sowieso nie irgendwas auf die Pfanne!" ist permanent in meinem Kopf. Seit einer gefühlten Ewigkeit unterdrücke ich dieses Gefühl mit einer täglichen Tafel Schokolade. Heimlich verziehe ich mich mit dem Fahrrad irgendwo in den Wald, zumindest in die Einsamkeit, und drück mir eine ganze Tafel Schokolade rein. Relativ früh kommt dazu, dass ich, wenn das Geld nicht reicht, anfange die Schokolade zu klauen. Es gibt vier Geschäfte im Städtchen, die ich dafür regelmäßig abwechselnd aufsuche, um keinen Verdacht zu erregen. Lange schämte ich mich für mein Verhalten von damals. Vor allem, weil ich natürlich die ganzen Mitarbeiter und Ladenbesitzer kenne, die mir jahrzehntelang immer wieder über den Weg laufen. Ich bin sicher, dass das Universum findet einen Ausgleich für dieses Verhalten oder hat ihn schon gefunden, und bitte aus tiefstem Herzen alle Betroffenen um Verzeihung.

Heute weiß ich, dass der erzeugte Adrenalinkick bei Diebstahl und suchtartiges Essverhalten u.a. weitere Folgen von Missbrauch sein können.

Kapitel 4

Leben ohne Ziel

Von Anfang an habe ich große Schwierigkeiten in Mathematik und Physik. dennoch werde ich in dem damaligen Förderstufen Schulsystem von meiner Klassenlehrerin in der sechsten Klasse für den gymnasialen Zweig vorgeschlagen. In jeder Zeugnisbesprechung und an jedem Elternsprechtag meiner gesamten Schulzeit bekommt meine Mutter zu hören, dass ich mein Potenzial nicht nutzen würde, mich zu wenig beteilige und zu viel mehr fähig sei. Mein Ausflug in die siebte Klasse des Gymnasiums endet in einem Desaster in Mathematik, Physik und Chemie und mündet in der achten Klasse der Realschule. Ein furchtbar niederschmetterndes Erlebnis. Ich will am liebsten im Erdboden versinken und habe eine gefühlte Ewigkeit den Eindruck, dass alle Blicke mit hämischem Grinsen auf dem Schulhof mir gelten, weil ich es nicht geschafft habe. Spätestens ab der neunten Klasse hat jeder in meinem Umfeld klare Vorstellungen von seiner Berufswahl oder seiner Zukunft. Ich habe keine Ahnung und träume oft davon, Hubschrauberpilot zu werden. Auf meine Bewerbung bei der Bundeswehr erhalte ich eine kurze Nachricht, dass eine Prüfung der Freiwilligen-Annahmestelle in

Düsseldorf frühestens mit dem 17. Lebensjahr möglich sei. So empfiehlt mir meine Klassenlehrerin erneut, das Abitur oder Fachabitur zu versuchen. Um die Zeit zu überbrücken, melde ich mich an der Fachoberschule im Fach Elektrotechnik in der Nachbargemeinde an. Der Auftakt zu einer weiteren desaströsen Erfahrung während meiner schulischen Laufbahn. Den praktischen Teil in der Werkstatt meistere ich mit links, da die Theorie aber zum überwiegenden Teil aus mathematischen Formeln besteht, gehe ich sang- und klanglos unter und verlasse diese Schule ohne Abschluss nach einem Jahr. Während diesem, für mich demütigenden Schuljahres, beginne ich immer häufiger meine gefühlte Einsamkeit und innere Überzeugung, ich könne nichts, mit Alkohol zu überdecken.

Es hat mich mein halbes Leben gekostet herauszufinden, dass meine damalige Rechenschwäche eine Folge nicht gehemmter frühkindlicher Reflexe war. Nachdem ich mit Mitte 40 anfange, regelmäßig an der Hemmung der noch aktiven primitiven Reflexe zu arbeiten, kann ich plötzlich rechnen! Ich habe plötzlich Zugriff auf beide Gehirnhälften und deren Funktionen und darf die Erfahrung machen, dass Rechnen nicht ausschließlich etwas mit Intelligenz zu tun hat…

Also ob das Schuljahr nicht schon katastrophal genug für mich ist, werden mir in den Herbstferien mit zarten 17 Jahren alle vier Weisheitszähne auf einmal herausgemeißelt. Allerdings nur unter örtlicher Betäubung und binnen 2 Stunden. Es soll Platz für eine feste Zahnspange geschaffen werden, um meinen Biss zu verschönern. Eine Wahnsinns-Tortur, die ich mit heutigem Wissen in der Form nie wieder machen würde. Drei Arzthelferinnen halten mich auf dem Stuhl fest und der Kieferchirurg liegt halb auf meinem Oberkörper und ist mit Hammer und Meißel, wie ein Steinmetz am Hämmern. Mein ganzer Körper vibriert unter den massiven Schlägen, mein Kopf pocht und brummt und ich liege mit Herzrasen in einer Pfütze aus Angstschweiß. Ich überlebe damals eine Woche lang nur mit massiven Schmerzmitteln, weiß nachts nicht wie ich meinen Kopf überhaupt legen soll, kann tagsüber teilweise nur in halbhoher Position liegen, um den Druck im Kopf zu regulieren. Damit ich nicht ganz verhungere versuche ich vorsichtig ein paar Teelöffel Brei, Pudding oder Suppe zu essen. Mein Gesicht ist so geschwollen, dass ich den Mund nur wenige Millimeter aufbekomme und weder lachen noch weinen kann.

Heute kenne ich die körperlichen funktionalen Zusammenhänge zwischen Körperstatik, Wirbelsäule, Position des 1. Halswirbels, noch aktiver frühkindlicher Reflexe und

Kiefer- bzw. Zahnstellung. Mit dem heutigen Wissen kommt mir rückblickend die gewaltvolle Zahn-OP vor wie eine mittelalterliche Foltermethode, aus der ich jedenfalls hoch traumatisiert hervorgegangen bin.

Es mag Einzelfälle geben, die einen solchen Eingriff rechtfertigen mögen. Ich bin allerdings mittlerweile zu der Erkenntnis gelangt, dass die Natur diese Zähne nicht zum Vergnügen der Kieferorthopädie geplant hat und dass ein gesunder Zahn, der keine Schmerzen oder ernsthaften, gesundheitlichen Probleme bereitet, nicht entfernt werden sollte.

Die Aussage, dass zu wenig Platz im Kiefer sei, halte ich für diskussionswürdig, wenn nur die Zähne und die Kieferstellung isoliert betrachtet werden. Die Position des Atlas-Wirbels hängt direkt mit der Stellung des Unterkiefers und der Zähne zusammen, hat Auswirkungen auf die Haltung des Kopfes, auf die Wirbelsäule, sowie auf die Stellung des Unterkiefers und das Becken – die beiden letzteren stehen in enger Korrelation zueinander. Das bedeutet: Atlas verschoben = Unterkiefer und Zähne verschoben = Wirbelsäule und Becken verschoben und somit auch Bein- und Fußstellung verändert. Da die Schulmedizin sich selbst dazu verpflichtet, dass Zahnmediziner nur für die Zähne zuständig sind und der Rest des menschlichen Körpers in verschiedene Fachbereiche aufgeteilt wird, weiß oft die Rechte nicht, was die Linke sieht und tut.

So werden mir vier vollkommen gesunde Zähne entfernt und ich erhalte eine feste Zahnspange. Fortan kämpfe ich jahrelang mit orthopädischen Schuheinlagen, Rückenschmerzen, Knieproblemen, Kopfschmerzen usw. Und keiner der zuständigen Ärzte oder Therapeuten erkennt die Zusammenhänge...

Nach meinem 17. Geburtstag werde ich von der Bundeswehr zu einer dreitägigen Prüfung in der Freiwilligen-Annahmestelle in Düsseldorf eingeladen. Am ersten Tag findet eine sehr umfangreiche, intensive Sportprüfung statt, die ich, trotz meiner unsportlichen Verfassung, sehr gut überstehe. Der zweite Tag ist ausgefüllt mit diversen Tests in Sprachen, Politik, Allgemeinwissen und logischem Denken und auch diesen meistere ich. Der dritte Tag besteht aus einem psychologischen Gespräch unter der Fahne. Mein Gespräch dauert nur wenige Minuten, da ich die Frage der anwesenden Psychologin, ob ich bereit sei, auf Menschen zu schießen mit einem klaren NEIN beantworte. Das führt zu einer großen Diskussion auf der anderen Seite des Schreibtisches und nach kurzem Schlagabtausch wird mir ein Dokument zur Unterschrift vorgelegt, in dem ich meinen Verzicht auf freiwilligen Bundeswehrdienst erkläre.

Von 140 Bewerben fahren am 3. Tag über 120 nach Hause. Trotzdem komme ich mir erneut vollkommen klein, erniedrigt und wertlos vor, kann nicht das ganze Bild überblicken. Ziemlich frustriert packe ich meine drei Sachen zusammen, bekomme ein Rückfahrt-Ticket für die Bahn und stehe völlig leer vor dem Kasernentor. Ein emotionales Chaos aus Wut, Trauer, Angst und Verzweiflung sorgt für Gänsehaut am ganzen Körper. Ich weiß nicht: soll ich lachen oder weinen? Oh mein Gott, der Traum ist geplatzt! Ich will doch Hubschrauber fliegen! Aber ich bin so friedlich und in dieser Moral von „Wir haben uns doch alle lieb!" erzogen, dass ich gerade so weiß, wie man das Wort WUT schreibt, mehr aber auch nicht! Als Kind habe ich mich im Schrank versteckt, oder bin auf dem Dachboden verschwunden, wenn es Streit im Haus gab. Wie sollte ich anders auf eine solche Frage reagieren? „Würden Sie auf Menschen schießen?" Niemals! Auch nicht für eine Pilotenausbildung! Aber ich bin so sack-naiv und klein-denkend erzogen, dass mir auch nicht im Ansatz eine andere Idee als die Bundeswehr dafür in den Sinn gekommen wäre.

Wieder zu Hause angekommen falle ich in ein riesengroßes dunkles Loch. Ich saufe jetzt noch mehr als vorher. Anfangs bin ich jeden Freitag und Samstag im Vollrausch, zum Teil so, dass ich totale Filmrisse erlebe und nicht mehr weiß, wie ich nach Hause bzw. ins Bett gekommen bin. Kaum vorstellbar in einem Haus, in dem ich auf dem

Weg zur Toilette durch das Schlafzimmer meiner Eltern und durch die Zimmer meiner Schwestern muss!

Im Nachbardorf gibt es zu dieser Zeit eine kleine Disco, die jedes Wochenende berühmt-berüchtigte 99-Pfennig-Partys veranstaltet. Zu denen wir immer im ganzen Pulk auftauchen und Wetten abschließen, wer den größten Stapel-Turm aus leeren Plastikbechern zustande bringt. Da meine Kumpels alle ein wenig älter sind, fahren wir dort ganz selbstverständlich mit Autos hin und ich kann mich an Situationen erinnern, wo wir alle paar Meter angehalten und alle vier Türen aufgemacht haben um zu ertasten, ob der Asphalt noch unter uns vorhanden ist, weil keiner mehr geradeaus schauen konnte. Später erweitere ich meine alkoholischen Ausflüge mehrfach in der Woche.

Um die Zeit einigermaßen sinnvoll tot zu schlagen und wenigstens im Ansatz meinen finanziellen Sturzflug auffangen zu können, bewerbe ich mich bei der Gemeinde für einen Ferienjob und mähe Rasen, während die Klassenkameraden sich am Badesee in der Sonne räkeln. Nach Ende der Ferien ersuche ich die Personalabteilung der Gemeindeverwaltung um Verlängerung dieses Jobs. Ich bediene dann unter anderem auf einem Campingplatz die Minigolf Anlage und den Bootsverleih am dazugehörenden See. Tagsüber verdiene ich die Kohle an diesem Freizeitplatz, abends versaufe ich sie dort am Imbiss. Im

Dorf gibt es zu der Zeit eine neue Kneipe, die von einem türkischen Wirt betrieben wird. Wenn wir von den Disco-Partys noch nicht genug haben klingeln wir ihn mitten in der Nacht aus dem Bett. Schlaftrunken schließt er uns die Kneipe auf und versorgt uns weiter mit alkoholischen Getränken. So ist sichergestellt, dass auch der restliche Heimweg nicht zu trocken wird. Dort verbringe ich unheimlich viel Zeit, anfangs nur vor der Theke, später auch hinter dem Tresen, um meine stets leere Kasse aufzubessern. Zu dem Zeitpunkt bin ich dauerhaft mit Manfred, dem älteren Bruder von Frank unterwegs, da Frank jetzt eine Freundin hat und weniger Zeit mit mir verbringen will oder kann. Manfred ist dem Alkohol genauso zugeneigt wie ich. Wir ziehen gemeinsam durch die Lande, bejammern unser Schicksal und trinken uns das Leben schön. So habe ich die tägliche Tafel Schokolade durch einen täglichen Schub Alkohol ersetzt. Die Schokolade kommt jetzt nicht mehr jeden Tag zum Einsatz, jedoch kann ich auch diese Sucht nicht mehr regulieren.

Heute weiß ich, dass Drogen-, Alkoholmissbrauch und Essstörungen auch Folgen von emotionalem, körperlichen oder sexuellem Missbrauch sein können.
Zu Hause hat sich die Situation massiv verändert. Ich bin ca. 16 Jahre alt als mein Vater einen Herzinfarkt erleidet und nun im Vergleich zu den Jahren zuvor durch

Daueranwesenheit glänzt. Dieser Umstand führt nicht nur für mich zu massiven Problemen, sondern betrifft die gesamte Familie. Mein Vater ist mit seiner Situation vollkommen überfordert und kann nicht damit umgehen, seine Leistungsfähigkeit verloren zu haben. Er meckert permanent an allem und jedem herum. Mal ist das Essen zu heiß, mal zu kalt, mal zu salzig, was auch immer. Das geht so weit, dass meine Schwestern unserer Mutter zur Scheidung raten. Als mein Vater dann in eine Reha-Maßnahme geschickt und aus dem Alltag gezwungen wird, kehrt zu Hause Ruhe ein. Meine Mutter besucht ihn in der Kur, sie sprechen sich aus und danach ändert sich die Situation ganz erheblich zum Positiven für die Beiden.

Nach und nach verschwinden meine beiden Schwestern aus dem Haus und ich übernehme noch mehr denn je die männlichen Aufgaben (vorher, weil der Vater nie da war, und jetzt, weil er nicht mehr kann), was nicht immer zur Zufriedenheit des Vaters führt. Aus meiner Überlebensstrategie heraus versuche ich stets jedem Konflikt aus dem Weg zu gehen und mich an die gegebenen Umstände anpasse, damit alles zum Besten für die Anderen läuft. Mit dieser Taktik komme ich bis zu meinem Auszug ganz gut über die Runden. Von meinen älteren Geschwistern werde ich öfter gefragt, wie ich das Zusammenleben mit den Eltern denn alleine aushalten könne. Ehrlich gesagt, habe ich keine Ahnung. Wie ich das aushalte frage ich mich selbst wieder und wieder.

Dazu kommt mir auch viele Jahre später erst die Erkenntnis der Co-Abhängigkeit. Ich will unbedingt anerkannt und geliebt werden. Gleichzeitig nehme ich seit meiner Geburt die emotionale und kognitive Inkompetenz, sowie die ständige Überforderung meiner Mutter wahr und muss weitestgehend für mein eigenes Überleben sorgen, in dem ich mich um ihr Wohlergehen kümmere. Dafür nehme ich in Kauf, keine echte Eigenständigkeit zu erlangen und nicht authentisch meine eigene Identität zu leben.

Im Frühling 1989 werde ich endlich 18 Jahre alt! Wahnsinn! Es kommt mir vor wie eine Ewigkeit und ist endlich geschafft! In der Fachoberschule und unter meinen Kumpels habe ich mindestens 50 Einladungen verteilt, um eine ordentliche Geburtstagsparty zu feiern. Die anderen Jungs aus der Clique sind alle schon über 18 und fahren Auto, deshalb kommt mir die Zeit bis zu diesem Tag auch unendlich lang vor. Ich war in den Jahren vorher schon auf vielen anderen Partys, deshalb weiß ich, was gewünscht wird und will dem natürlich in nichts nachstehen. Also habe ich Unmengen an Bier, Schnaps und anderen Getränken gekauft. Zwei Kollegen aus der Schule vermieten Musikanlagen zur Ausgestaltung von Disco Partys. Sie unterstützen mich mit ein wenig Technik. Mein Geburtstag ist mittwochs und so wird die Fete am darauffolgenden Samstag auf einem alten Sportplatz am Stadtrand unter einem überdachten Holzunterstand gefeiert. Dieser befindet sich am Rande einer großen Wiese, auf der mehrfach im Jahr Springreiter-Turniere und Handball-Spiele ausgetragen werden. Die Wiese wird auf der einen Seite von einer Straße begrenzt und einem parkartig angelegten Weg mit einem mäandernden Bach, dessen gegenüberliegendes Ufer von hohen Bäumen gesäumt wird. Dahinter schließen sich weitere hohe Bäume sowie ein großer Fischteich an. An die zur Stadt zugewandte Seite der Wiese schließt ein Parkplatz an. Erst dahinter befinden sich die ersten Häuser. Also im Prinzip der optimale Ort, um eine ordentliche Party steigen zu lassen. Es gibt zwar keine Toiletten, aber das ist mir egal. Wir treffen uns am frühen Abend zu dritt, die Getränke werden positioniert und die zwei Kollegen sorgen für ein bisschen Licht und Musik. Alles ist bereit und es fängt an zu regnen. Wir sitzen zu dritt in dem Unterstand, leise Musik läuft und wir reden über Gott und die Welt. Ich bin voller Vorfreude auf viele Gesichter und eine coole Party. Es wird dunkel und wir schauen auf die Uhr. Es naht die Zeit, zu der normalerweise die ersten Gäste auf einer Fete einlaufen. Die zwei Kollegen witzeln schon, ob ich denn den richtigen Tag auf die Einladung geschrieben habe. Der Parkplatz bleibt leer und in mir steigt einmal mehr das Gefühl von tiefer Einsamkeit und absoluter Wertlosigkeit auf. Mit einem Schlag wird mir sonnenklar, dass mit einem Loser wie mir keiner etwas zu tun haben will. Die anderen Jungs sind alle viel cooler oder haben schon eine Menge Kohle und ein Auto. In Blitzgeschwindigkeit saufe ich mir den Schädel zu, Material ist ja genug da, um dieses überwältigende Gefühl der absoluten Verzweiflung wegzudrücken und den unaushaltbaren Gedanken nicht länger ertragen zu müssen. Die beiden Jungs bauen ihre Anlage wieder ab und sind noch so freundlich, mich mit meinen Getränkekisten bis vor die Haustür zu fahren. Meine erträumte Mega-Party ist still und einsam um Mitternacht wieder vorbei.

In der darauffolgenden Woche melde ich mich in der Fahrschule an, in der meine Geschwister auch schon alle ihren Führerschein gemacht haben. Der Besitzer, ein Freund meines Vaters, schlägt mir vor, den Motorrad Führerschein doch idealerweise gleich mitzumachen, dies sei deutlich kostengünstiger. Von dieser Idee bin ich begeistert, denn Motorrad fahren wollte ich sowieso schon immer. Nachdem alle Fahrstunden absolviert sind, steht die Prüfung an. Auch hier schlägt der Fahrlehrer vor, beide Prüfungen an einem Tag zu absolvieren, so könnte ich wieder ein paar DM sparen. Gesagt, getan. Zuerst fahre ich Auto und falle tatsächlich durch. Ich bin enttäuscht und traurig. Meine Angst vor der Prüfung und damit vor dem erneuten möglichen Versagen ist so unbeschreiblich groß. So groß, dass ich wohl nur bedingt Zugriff auf meine Konzentration und Aufmerksamkeit habe. Nun gut, einen Versuch habe ich ja noch. Direkt im Anschluss an die Hiobsbotschaft, dass ich die Autoprüfung nicht bestanden habe, geht es aufs Motorrad. Nach wenigen Metern stelle ich fest, dass die Maschine (ein Zweitakter) nur auf einem Zylinder läuft und permanent stottert. Der Prüfer steuert einen großen Parkplatz an und will, dass ich Slalom fahre. Mit der Begründung, dass der Motor nicht in Ordnung sei, verweigere ich die Aufforderung. Sowohl der Fahrlehrer als auch der Prüfer testen die Maschine und stellen ebenfalls fest, dass nur einer von zwei Zylindern rund läuft. Als ob dieser Tag nicht schon für genügend Aufregung in meinem System gesorgt hätte, fahre ich nun hinter dem Fahrschulfahrzeug in die nahegelegene Werkstatt, um die Zündkerzen tauschen zu lassen. Danach bestehe ich zumindest meine Motorrad-Prüfung. Den Lappen selbst bekomme ich allerdings an diesem Tag nicht ausgehändigt. Wenige Wochen später erhalte ich nach dem zweiten Anlauf auch die Erlaubnis vier Räder zu bewegen. Mein Herz schlägt allerdings für die Vision, auf 2 Rädern der Sonne und damit der Freiheit entgegenzufahren. Schnell entschließe ich mich, von einem Bekannten meines Bruders Christoph, eine wunderschöne Honda Soft-Chopper mit 400 Kubik und 27 PS, zu erwerben. Der Verkäufer verrät mir hinter vorgehaltener Hand, dass er eine andere Nockenwelle eingebaut hat und die Maschine fast doppelt so viel Leistung bringt, was nicht einmal beim TÜV bemerkt wird. Wir haben zwar gerade Winter, aber das ist mir egal. Ein Motorrad ist zu diesem Zeitpunkt einfach die deutlich coolere Variante der Fortbewegung. Alle meine Kumpels fahren Autos, ein Motorrad hat sonst keiner. Die Bewunderung liegt diesmal auf meiner Seite. Wenn es wirklich zu kalt auf dem Zweirad wird, kann ich mir bei Bedarf das Auto vom Vater ausleihen. Denn seit seiner Erkrankung steht das Auto abends ohnehin vor dem Haus und freut sich, wenn es ab und zu auch mal nachts bewegt wird.

Als mein Vater wahrnimmt, dass ich so gar keine Zukunftsperspektive habe und auch nicht wirklich motiviert bin, mir einen dauerhaften Job zu suchen, vermittelt er mich kurzerhand an einen seiner Parteikumpels. Die Lehrstelle zum Schilder- und Lichtreklamehersteller trete ich im August 1989 an. Zu der Zeit haben zwei Azubis ihre Lehre dort erfolgreich abgeschlossen. Ein Azubi wird nach der Prüfung entlassen und der andere Geselle mit meiner Ausbildung beauftragt. Wir verstehen uns in dieser Zeit sehr gut – wohl in erster Linie, weil ich mich vollends an die Umgebung anpasse und den Bedürfnissen aller anderen unterordne. Dieser Geselle hat so seine Eigenheiten, die ich in den nächsten Jahren nach und nach entdecken darf. Auf mich wirkt der Typ irgendwie schräg, aber offensichtlich zieht mich sein nicht angepasstes Verhalten völlig in den Bann. Mich erstaunt nicht nur, dass er permanent Unmengen schwarzen Tees trinkt, in den er pro Tasse etwa zehn(!) Löffel Zucker füllt. Auch sein Verzehr unzähliger hartgekochter Eierdotter (das dazugehörige Eiweiß schmeißt er einfach weg) lösen bei mir eine Mischung aus Ver- und Bewunderung aus. Später beobachte ich, dass er bei jedem Schnitzel mindestens einen ganzen Zentimeter außen „wegoperiert" und meist zwei bestellen muss, um satt zu werden. Für mich unbegreiflich, wie man so unachtsam mit Nahrungsmitteln umgehen kann.

An einem Tag legt er sich in der Mittagspause, wie eine Katze zusammengerollt, unter den Arbeitstisch und schläft so fest, dass er das Ende der Pause verpasst und vom Chef sehr ungehalten geweckt wird. Irgendwie ist er deutlich eigensinniger als ich, was ich wohl unbewusst bewundere.

Nach anfänglichen Schwierigkeiten finde ich immer mehr Gefallen an der Kreativität, die in diesem Job vonnöten ist und zum ersten Mal in meinem Leben treffe ich auf einen Lehrer in der Berufsschule, der mich fachgerecht fordert und fördert und so erscheint in meinem Zeugnis tatsächlich eine eins in Mathematik. Voller Stolz präsentiere ich dieses Zeugnis meinem Ausbildungsmeister. Nun, statt der erwarteten Anerkennung fragt er mich, mit welchen Mitteln ich den Lehrer bestochen hätte, um diese Note zu erlangen. Wie so oft, macht mich seine Äußerung einfach nur sprachlos.

Kapitel 5

Beziehungen

Frühjahr 1990. Immer noch fahre ich jedes Wochenende mindestens einmal mit dem ganzen Pulk von Kumpels in mehreren Autos in die umliegenden Dörfer, um eine der Discos oder Discopartys aufzusuchen. Meist mit dem Vorsatz mich bis zur Besinnungslosigkeit zu besaufen, ohne jemals von mir aus, ein Mädchen angesprochen zu haben, um dann, nach dem Verlust der Muttersprache, zu Hause wieder ins Bett zu wanken. Regelmäßig gefrustet, einsam und immer scheuer werdend.

Nach unzähligen gescheiterten Beziehungen, die in der Regel nur wenige Wochen anhalten, bin ich irgendwann total verzweifelt, dass mich keine der jungen Damen wirklich längerfristig will. Alles wonach ich suche ist, ein Mädchen, dass mir die Nähe, Anerkennung und Liebe schenkt, die ich schon mein ganzes Leben vermisse. Ich will einfach nur geliebt werden. Zumindest mit dem, was ich zu diesem Zeitpunkt für Liebe halte.

Mit zarten 13 Jahren habe ich ein einziges Mal gewagt ein Mädchen, in das ich verknallt war, nach der Schule anzusprechen und bin damit kläglich untergegangen. Wochenlang habe ich sie nachmittags auf dem Weg zur Reithalle aus der Ferne beobachtet und mich mit dem Fahrrad irgendwo in der Nähe versteckt. Eines Tages nehme ich all meinen Mut zusammen und spreche sie stotternd und mit hochrotem Kopf an: „Magst du ein Stück von meiner Schokolade?" Sie sagt ganz höflich: „Nein, danke!", lächelt mich ganz freundlich an und geht weiter ihres Weges. Das Gefühl der Scham kenne ich ja bereits zur Genüge. Auch in diesem Moment wünsche ich mir nichts lieber, als dass unter mir der Boden aufgeht und mich möglichst mit Haut und Haar auf der Stelle verschluckt. Aber die Erde will sich nicht öffnen – so muss ich wohl aushalten, dass sie weiterläuft und ich es wieder mal nicht geschafft habe, mit ihr in ein Gespräch zu kommen. Aus heutiger Sicht eines Erwachsenen eine eher banal anmutende Situation! Sie mag vielleicht einfach keine Marzipan-Schokolade und hat keine Ahnung wie verknallt ich in sie bin. Wie so oft fühle ich mich komplett wertlos und abgelehnt. Nach dieser Schmach gehe ich jeden Morgen mit einem noch blöderen Gefühl im Bauch und in meinem Herzen in die Schule.

Im Umfeld meiner „Wir-haben-uns-doch-alle-lieb"-Familie und ohne echtes männliches Vorbild kann ich weder kämpfen lernen, noch wie ich mich für eine Sache oder meine eigenen Bedürfnisse, Wünsche und Ziele einsetzen kann. Da diese Fähigkeiten weder vorgelebt, trainiert noch in irgendeiner Weise gefördert werden, steht mir in dieser Zeit als einzige Reaktionsmöglichkeit auf einen Misserfolg die Option „Aufgeben" zur Verfügung. Über viele Jahre hinweg spreche ich nach diesem Vorfall nie wieder freiwillig ein Mädchen an.

So sind alle Beziehungen, die ich in den Folgejahren hatte, von den Mädels angebahnt, sowie auch, meist nach relativ kurzer Zeit, von diesen wieder beendet worden.

Meine erste Freundin hat mich mit 15 Jahren auf einer katholischen Jugendveranstaltung aufgegabelt. Nach anfänglichem Knutschen gab es ein paar klägliche Versuche von ihr, etwas weiter zu gehen. Irgendwann liegen wir zusammen in ihrem Bett und es wird intimer. Doch statt einer natürlichen Neugierde auf ein erotisches Miteinander, einer ersten gemeinsamen sexuellen Erfahrung, verschwinde ich nach kurzer Zeit unter der Bettdecke und befriedige sie oral. Keine Ahnung warum und wie ich darauf komme! Ihre Vorstellung von unserer Beziehung weicht ganz offensichtlich von meiner ab, denn nach wenigen Wochen ruft sie mich zu Hause an und sagt mir am Telefon: „Es ist aus, ich will nicht mehr mit Dir gehen!" Zu diesem Zeitpunkt bin ich alleine zu Hause und vollständig mit der Situation der erneuten Ablehnung überfordert! Meine Lösung des Problems: ich plündere die Getränke-Bar meines Vaters.

Einige Wochen zuvor habe ich mit einfachsten Mitteln aus dem Chemiebaukasten meines älteren Bruders Christoph eine winzig kleine Destille gebaut und eine Flasche Wein meines Vaters zweimal gebrannt. Diesen heimlichen Schnaps und noch einige andere Getränke fülle ich in rasender Geschwindigkeit in meinen Schädel. Als ich völlig besoffen bin, klingelt Frank an der Haustür. Ich öffne ihm, lache schallend und sage zu ihm: „Warte kurz, ich komme gleich!" Während er an der Wohnungstür wartet, gehe ich in Richtung Küche davon. Von der Küche rechts abgehend, ist das Schlafzimmer der Eltern. Dort klettere ich aus dem Fenster, rutsche das Fallrohr der Regenrinne herunter, um kurz darauf hinter Frank zur Haustür wieder hereinzukommen. Dieser weiß überhaupt nicht wieso ich jetzt plötzlich hinter ihm, von draußen, wieder reinkomme und fragt völlig verdattert: "Hä??? Wo kommst du denn jetzt her und was ist eigentlich mit Dir los?". Aus reinem Übermut mache ich den gleichen Weg nochmal und erzähle ihm dann, dass die Freundin mit mir Schluss gemacht hat, ich einiges an Alkohol getrunken habe und es mir ziemlich schlecht geht. Ich kann mich nicht erinnern wie der Nachmittag weitergeht. Wir haben es wohl irgendwie unter „Männern" geregelt. Soweit ich zurückdenken kann, ist das mein erster bewusster Griff zum Alkohol, sowie der erste Versuch, dieses unerträgliche Gefühl der Einsamkeit und Wertlosigkeit durch die erfahrene Ablehnung mit Hilfe des Alkohols zu unterbinden.

Von da an trinke ich über 20 Jahre zu jeder Gelegenheit die sich bietet, unkontrolliert große Mengen Alkohol. Dazu verschwinden Unmengen an Schokolade, Kuchen und Eis in meinem Körper, ohne dass ich nur ansatzweise verstehe, warum das so ist. Dennoch ist mir klar: das ist in dieser ausgeprägten Form nicht normal!

Heute weiß ich, dass es sich bei diesem Verhalten um eine Kombination aus einerseits kompensatorischer Suchtbefriedigung nach Liebe, Schutz, Wärme und Glücksgefühlen mittels des Zuckers und andererseits dem verzweifelten Versuch handelt, den Gedanken, keine Existenzberechtigung auf diesem Planeten zu haben und das Gefühl, aus Einsamkeit qualvoll sterben zu müssen, im Alkohol zu ertränken, damit es auf keinen Fall gefühlt werden muss.

Jetzt bin ich ganz abgeschweift. Zurück ins Frühjahr 1990. Es ist Wochenende! Partytime. Doch an diesem Freitag sind alle Kumpels mit ihren Freundinnen beschäftigt oder auf anderen Partys unterwegs. Da ich keinen Bock habe, zu Hause zu sitzen, telefoniere ich so lange, bis wenigstens einer meiner Kollegen sich bereiterklärt, mitzufahren. Mit ihm habe ich eigentlich sonst nicht so viel Kontakt, doch bevor ich alleine irgendwo auf einer Party auftauche und niemanden kenne, arrangiere ich mich mit ihm. Auch wenn die anderen alle einen coolen Audi 80 fahren, leihe ich mir heute ganz mutig den Lancia Y 10 von meinem Vater, um drei Dörfer weiter eine Discofete zu besuchen. Die Party steigt im Festsaal einer alten Kneipe mitten im Dorf. Ich parke um die Ecke, auch wenn ich heilfroh und dankbar bin, überhaupt einen fahrbaren Untersatz zur Verfügung zu haben. Aber mit solch einem Auto bei einer Party vorzufahren ist mir einfach zu peinlich, wenn die anderen schon ein eigenes und viel cooleres Auto fahren. Zu der Zeit bin ich felsenfest davon überzeugt, dass sich mein Selbstwert über mein äußeres Erscheinungsbild, mein cooles Verhalten und die Reaktion anderer Menschen auf mich definiert. Zumindest finde ich in der Zeit die Typen, die gemäß dem Motto: „groß, laut, breit und tief" im Zusammenhang mit ihren Autos leben, irgendwie mutiger, selbstbewusster und männlicher, als mich selbst.

Es ist schon dunkel als wir um halb zehn abends an der Kneipe ankommen. Eine Menschenansammlung steht vor dem Eingang. Da der Saal in einen Hang gebaut ist, führt eine lange, schmale Steintreppe zum Eingang hinauf. Das obere Ende der Treppe bildet ein etwa 3 × 3 Meter großes Podest. Wenn man die Treppe hoch geht, führt der Weg über eben dieses Podest geradeaus zum Eingang. Der gesamte Vorplatz, die Treppe und das Podest sind voller

Menschen. Es riecht nach Benzin, Bier, Parfüm und Zigaretten und höllisch laute Musik dringt aus dem Saal nach draußen. Wir stellen uns unten an die Treppe und warten in der Schlange, bis wir zum Eingang vordringen können. Wir bezahlen jeder fünf Mark Eintritt, bekommen unseren Stempel und mischen uns unters Volk. Vor lauter Zigarettenrauch und Dampf der Nebelmaschinen ist kaum etwas zu erkennen. Die Luft ist zum Schneiden dick. Der alte Tanzsaal ist düster, mit alten Eichendielen und einer Holzvertäfelung an der Wand. Die Decke ist niedrig und mitten im Raum verteilt stehen mehrere dunkle Stützbalken, die die Fachwerkdecke tragen. Gegenüber dem Eingang steht eine lange Theke. Am hinteren Ende des Saals befindet sich eine kleine Bühne, auf der der DJ. für Stimmung sorgt. Wir trennen uns und checken erst mal, jeder für sich, die Lage. Obwohl ich mit dem Auto da bin, besorge ich mir erst mal ein Cola Bier, um in Stimmung zu kommen. Nach dem Motto: Kein Alkohol ist auch keine Lösung, bin ich häufig in einem Zustand hinter dem Lenkrad, dass ich mir ein Auge zuhalten muss, um ansatzweise die weißen Linien vor mir noch zu erkennen. Darauf bin ich definitiv nicht stolz und ich bin glücklich, dass nie etwas passiert ist!

Der Tanzsaal ist brechend voll. Ich lehne an der Theke, halte Ausschau nach Bekannten und gleichzeitig checke ich die Mädels ab. Da ich es von mir aus nie schaffe, fremde Menschen, egal welchen Geschlechtes, anzusprechen, sind solche Partys für mich eher Anlass, mich mit Ansage volllaufen zu lassen. Tanzen habe ich nicht gelernt und mich alleine frei auf der Tanzfläche zu bewegen, traue ich mich nicht. Also habe ich mich darauf spezialisiert, an der Theke zu stehen und nach den Mädels aus der Ferne Ausschau zu halten. In angetrunkenem Zustand kann ich locker und fröhlich sein. Wenn mich jemand anspricht, bin ich vollkommen offen. Nur von mir selbst geht keinerlei Initiative aus. Mein Kumpel taucht aus dem Rauch vor der Theke auf, mit einer Bekannten im Schlepptau, die im Ort wohnt und uns einen Schlafplatz anbietet. Genial! Sofort ein zweites Getränk bestellen. Der Abend ist gerettet! Innerhalb kürzester Zeit habe ich die ersten 5-7 Bier verputzt (mengenmäßig bin ich im Laufe der Zeit extrem gut trainiert). Da das erste von den vielen Getränken schon auf die Blase drückt, schiebe ich mich mit einem weiteren Bier in der Hand durch die Menge Richtung Toilette, die in der Nähe des Eingangs bei der Garderobe liegt. Ich platziere das Glas auf dem Handtuchhalter und entleere mich in aller Ruhe. Mit dem Bierchen in der Hand beschließe ich, leicht angetrunken, erst einmal auf dem Podest vor dem Eingang frische Luft zu schnappen. Mit dem Hintern ans Geländer gelehnt, eine Hand in der Hosentasche in der andern das Glas Bier, beobachte ich die vorbeigehenden Mädels. Plötzlich baut sich vor mir die

Ex-Freundin meines besten Freundes Frank auf und plappert sofort los: „Hey, dich kenne ich doch! Du bist doch der Kumpel vom Frank, mit dem war ich doch mal zusammen und du warst mit bei mir zu Hause auf meinem Geburtstag! Erinnerst du dich nicht?" Ich konnte mich erinnern, wollte es aber eigentlich gar nicht. Ehrlich gesagt, ist sie überhaupt nicht mein Typ: nichts an ihr spricht mich an. Sie ist einen Kopf kleiner als ich, eher pummelig, mit Pausbacken und Zahnspange. Sicher nicht der Typ Mädchen, die ich von mir aus anmachen würde, wenn ich den Mut dazu hätte. Mein Bauch zieht sich zusammen und signalisiert ein deutliches „NEIN", aber ich kann die Sprache meines Körpers nicht lesen und deshalb auch kein „Nein" aussprechen. Mit einem unterirdischen Selbstwert ausgestattet und dem dringenden Bedürfnis nach Aufmerksamkeit, der Sehnsucht nach ein bisschen Liebe und dem stillen, unerfüllten Wunsch nach dem ersten Sex, lasse ich mich nach außen übertrieben abgeklärt wirken. Sie wartet keine Antwort ab, sondern plappert unaufhaltsam weiter: „Dich würde ich jetzt gern mal knutschen!" Ich schlucke trocken, mein Herz rast und meine Hände sind sofort kalt und feucht, doch bevor mein angetrunkenes Hirn richtig nachdenkt, hat mein Mund schon: „Na, dann mach doch!" rausgehauen. Jetzt geht alles rasend schnell. Sie lässt sich das nicht zweimal sagen, macht einen schnellen Schritt nach vorne, ihr Körper presst meinen gegen das Geländer. Hinter mir geht es vier Meter steil abwärts. Mit einer Hand in der Hosentasche, dem Glas in der anderen, und benebelter Reaktionszeit, lasse ich diesen Überfall auf mich einfach nur geschehen. Sie packt mich mit beiden Händen im Nacken und zieht meinen Kopf nach unten. In Blitzgeschwindigkeit presst sie ihre Lippen auf meine und ihre Zunge ist mit schnellen und harten Bewegungen in mir. Puh, keine Ahnung, wo jemand so küssen lernt. Ich würde jedenfalls niemals eine Frau beim ersten Kuss so überfallen, geschweige denn von mir aus überhaupt so ungestüm, gefühlslos und mechanisch küssen. Es ist mir sehr unangenehm und fühlt sich gar nicht schön an. Mein Herz rast und ich fühle meinen Pulsschlag in den Schläfen. Mein gesamter Körper ist wie eingefroren, dennoch werte ich das als normale Aufregung. Ich bin nicht in der Lage, unabhängig vom angetrunkenen Zustand, meine Gefühlswelt sinnvoll zu lesen. Die Aufregung in mir schreibe ich eher dem Küssen und dem Überfallkommando zu, nicht aber der Tatsache, dass mein gesamtes biologisches System diesen Akt des grenzüberschreitenden Übergriffes von einer Frau, die ich nicht einmal sympathisch finde, als abstoßend und als Bedrohung empfindet.

Heute weiß ich, dass zu diesem Zeitpunkt, durch die frühe emotionale und sexuelle Missbrauchserfahrung (die mir

*zu dieser Zeit nicht annähernd bewusst ist) mein Unterbe-
wusstsein und mein Körper maßgeblich durch den körperlichen Überfall getriggert werden und ich im sogenannten
Totstell-Reflex erstarre. Keine logische Handlung ist mehr
möglich. Mein gesamtes System ist im Überlebens-Not-
programm und reagiert genauso wie damals: Keine
Flucht, kein Kampf, kein Nein möglich. Sofort totstellen
und unterwerfen, um den Angriff zu überleben.*

Nach ein paar Monaten Single-Dasein muss ich mich wohl
erst wieder eingewöhnen, ist mein Gedanke dazu. Nach
einigen Minuten, sozusagen in der ersten Atempause,
nimmt sie mich an die Hand und zieht mich hinter sich her
die Treppe hinunter. Wir laufen bis zu einer Bushalte-
stelle in der Dorfmitte. Sie schubst mich auf die Bank,
setzt sich auf meinen Schoß und knutscht mich weiter
wild und schnell. Keine Ahnung wie lange das alles dauert,
aber irgendwann fragt sie nach meiner Telefonnummer
und erzählt dann, ihre Mutter holt sie gleich ab und ich
solle jetzt besser gehen, bevor ihre Mutter kommt. Wie
betäubt laufe ich zurück zur Party und bestelle das
nächste Bier. Mein Kumpel kommt zur Theke und fragt
breit grinsend: „Na? Hast du sie klar gemacht?" Ganz locker grinse ich zurück und murmele: „Logo..." wobei für
mich schon feststeht, wer da wen klar gemacht hat. Sie
ist, wie gesagt, überhaupt nicht mein Typ und ich hätte

sie von mir aus weder angesprochen noch nach diesem Abend bei ihr angerufen. Ich schaffe es aber nicht „nein" zu sagen. Die Angst vor Ablehnung und erneuter Einsamkeit ist größer als mit einer ungeliebten Frau erste sexuelle Erfahrungen zu machen.

Neben meiner eigens entwickelten Überlebensstrategie der Überangepasstheit und Konfliktvermeidung, erzogen mich meine Eltern, vornehmlich meine Mutter, dazu, stets nett, freundlich und zuvorkommend zu allen Menschen zu sein. Das erklärte Ziel sei, dafür zu sorgen, dass es den Mitmenschen um mich herum gut gehe, unabhängig davon, wie ich mich selbst in dem entsprechenden Moment fühle.

So ruft Bärbel mich am nächsten Vormittag an, und statt mich aus der Situation zu befreien, lasse ich mich auf eine Verabredung mit ihr ein. Wieder aus der Not heraus, nicht Nein sagen zu können. Nachdem ich mehr als eine Stunde am Telefon, diesem eierschalenfarbenen, fest an der Wand montierten Apparat mit Wählscheibe verharre, fragt meine Mutter mich süffisant: „Na, was ist denn mit dir los?" Ich antworte grinsend: „Ach Mutter, es ist Frühling! Ich bin wohl verliebt!" Und ich erkenne in dem Moment nicht, dass ich nicht in die Frau verliebt bin, sondern in ihre Bewunderung mir gegenüber. Endlich findet mich mal wieder eine Frau ansprechend und diese hier scheint ja auch schon etwas Erfahrung im intimen Umgang mitzubringen.

Im Stillen bewundere ich Bärbel anfangs dafür, dass sie, im Gegensatz zu mir, so geradeaus auf Menschen zugehen kann und jeden einfach anquatscht. Scheinbar keine Hemmungen hat und sich alles holt und einfordert, was sie will. Allerdings finde ich sehr schnell heraus, dass diese Art der übertriebenen Offenheit und fehlenden Grenzanerkennung auch irgendwie nicht gesund ist. Ich finde es äußerst befremdlich, als sie mich ziemlich am Anfang unserer „Beziehung" fragt: „Bist du evangelisch oder katholisch?" Sie begründet diese Frage nicht näher, ich frage nicht nach. Ihre Offenheit die ich anfangs bewundere, bedeutet unter anderem, dass sie auf jeder Feier oder Veranstaltung, die wir gemeinsam besuchen, ausnahmslos jeden mit grenzüberschreitenden Umarmungen und Küsschen begrüßt, der ihr vor die Nase läuft. Wenn ich allerdings es im Gegenzug trotz meiner Schüchternheit einmal schaffe, nach einem „Hallo" noch mehr als drei zusammenhängende Sätze mit einem anderen weiblichen Wesen zu wechseln, muss ich ihr hinterher ausführlich Rechenschaft ablegen, was geredet wurde und warum ich ausgerechnet mit dieser Person gesprochen habe, um sie wieder auf ein vertretbares emotionales Level zu bringen. Im umgekehrten Falle ist es allerdings von Anfang an nicht ungewöhnlich, dass ich sie auf gemeinsam besuchten Partys oft stundenlang nicht sehe. Sie tanzt mit anderen Männern, weil ich es nicht kann und auch nie Lust verspüre mit ihr zu tanzen. Im Gegensatz zu ihr, kommt mir nie der Gedanke nachzufragen, wo sie war, oder mit wem sie gesprochen oder getanzt hat. Das Gefühl von Eifersucht habe ich in Zusammenhang mit ihr nie gespürt. Ihre Eltern, die ich kurze Zeit später kennenlerne, verhalten sich aus meiner Wahrnehmung, ebenfalls ziemlich merkwürdig. Die Mutter ist total eifersüchtig auf ihre Tochter und der Vater ist vollkommen unterwürfig und überangepasst.

Verrückt! Bei ihm ist mir das sofort aufgefallen, aber dass ich mich seiner Tochter gegenüber 100% genauso verhalte, erkenne ich erst knapp 25 Jahre später! Jedenfalls habe ich nie den Eindruck gewonnen, dass er in dieser Familie irgendetwas Entscheidendes zu sagen hätte. Heute weiß ich, Trauma sucht Trauma. Wenn wir unsere ungesunden Beziehungsmuster unserer Kindheit nicht zeitnah auflösen bzw. heilen können und diese mit in eine erwachsene Beziehung nehmen, kann diese Beziehung nur zum Scheitern verurteilt sein. Letztendlich versuchen sich die beiden bedürftigen Partner dann den eigenen erlebten Mangel in der Kinderzeit jetzt vom Partner, und damit von außen, beheben zu wollen. Das ist nicht die Aufgabe des

Partners oder der Partnerin. Eine gesunde und wertschät-
zende Beziehung, die auf einer ausgewogenen Balance
von Bindung und Autonomie beruht, kann nur dann Wirk-
lichkeit werden, wenn beide Partner bereit sind, ihren
einst erfahrenen Mangel an Sicherheit, Liebe, Zuneigung,
Fürsorge, Anerkennung und den traumatischen Entwick-
lungsfolgen daraus anzunehmen und sich der Heilung der
alten Wunden bereit sind, bewusst zu stellen.

Bärbels Vater ist Chef eines kleinen Unternehmens in
dem seine Frau sowie Bärbel mitarbeiten. Schnell wird
mir klar, wie die Strukturen in der Familie und damit auch
im Unternehmen aufgebaut sind. Mit erstauntem Blick
folge ich z.B. seiner Frage, die er an seine Frau richtet, ob
er Geld aus der Kasse nehmen dürfe, um das Auto zu tan-
ken oder sich ein Hemd zu kaufen. Bärbels kleiner Bruder
ist gerade mal drei Jahre alt und wird jeden Morgen mit
dem Auto zum örtlichen Kindergarten gefahren, mittags
wieder abgeholt. Den Rest des Tages muss er vor dem
Fernseher verschwinden, weil keiner Zeit für ihn hat. Er
bindet sich dann einen alten Staubsaugerschlauch auf
den Rücken und schaut stundenlang immer und immer
wieder „Ghostbusters"! Er kennt jeden Dialog auswendig,
spricht den Film wie ein Synchronsprecher mit und
springt dabei wie ein wildgewordener Schimpanse durchs
Wohnzimmer. Bärbel fühlt sich offensichtlich im Hinblick

auf die emotionale Fürsorge ihrem kleinen Bruder gegenüber genauso wenig verantwortlich, wie die eigenen Eltern.

Wenige Wochen nachdem wir unsere Beziehung angefangen haben, fahre ich abends mit Bärbel auf dem Rücksitz Motorrad. Einfach so zum Vergnügen. Es ist Freitag in der Abenddämmerung. Am Abend vorher war der Polterabend meiner Schwester Deborah. Wir haben Verwandtschaft im Haus, die mir auf die Nerven geht und so will ich einfach der Situation entfliehen. Mein Geld hatte nur für das Motorrad und zwei Helme gereicht, weitere Schutzkleidung ist nicht vorhanden. So fahren wir mit Jeanshose und Sweatshirt bekleidet ins Blaue. Am Ortsausgang in einem Nachbardorf kommt mir in einer Rechtskurve ein Auto entgegen und ich sehe im Scheinwerferlicht nicht, dass grober Schotter mitten auf der Fahrbahn liegt. Das Motorrad rutscht weg, ich habe keine Chance es irgendwie abzufangen. Bärbel fällt hinten herunter und erleidet einen Schock. Sonst passiert ihr nichts! Ich rutsche mit dem Motorrad 30 Meter über die Straße, zwischen zwei Bäumen hindurch und bleibe im Graben liegen. Meine gesamte rechte Körperseite, vom kleinen Finger bis zum großen Zeh ist aufgeschürft, das rechte Knie bis aufs Gelenk aufgerissen. Das Bein hat sich wohl um 180° unter dem Motorrad gedreht! Alle Verletzungen ab dem rechten Knie befinden sich auf der Innenseite des Beines! Durch den Schock ist kein Tropfen Blut zu sehen und ich kann mein eigenes Kniegelenk anschauen. Vollkommen ruhig sitze ich am Baum gelehnt als der Autofahrer zurückkommt und völlig nervös fragt, was er tun soll. Ich sage: „Holen Sie den Verbandskasten und schneiden Sie meine Hose auf, damit das Knie verbunden wird!" Er ist so nervös, dass er nicht mal den Kasten aufbekommt. Also schicke ich ihn ins Dorf zurück, um den Rettungsdienst anzurufen und versorge mich in der Zwischenzeit alleine: Schneide mein Hosenbein auf und verbinde fachgerecht mein Knie. Aus der Ferne ist ein Martinshorn zu hören, mittlerweile ist es ganz dunkel geworden. Gott sei Dank, der Krankenwagen kommt, schießt ein Gedanke durch meinen Kopf. Plötzlich baut sich ein Polizist vor mir auf und schreit mich an: „Immer das gleiche mit Euch jungen Kerlen! Viel zu schnell fahren und keine anständigen Klamotten am Leib! Hast du wenigstens einen Führerschein?" Darauf entgegne ich ihm: „Woher wollen Sie wissen, dass ich zu schnell gefahren bin? Den Führerschein habe ich und dass ich keine richtigen Klamotten anhabe, weiß ich selber, aber das nutzt mir jetzt auch nix mehr! Ich brauch einen Krankenwagen und keinen, der mich jetzt anmeckert!" Endlich ist der Rettungsdienst da und ich werde versorgt. Die 20 km bis ins Krankenhaus kommen mir wie eine Ewigkeit vor, und auf dem Weg in den OP ist ein Spalier meiner Familie und den Eltern von Bärbel anwesend. Ihr Vater reagiert ähnlich wie der Polizist und schimpft los. Da ich voller Medikamente bin, interessiert mich das in dem Moment nicht mehr. In einer nächtlichen Notoperation wird mein Knie zweckmäßig zusammengeflickt. So verpasse ich leider die Hochzeit meiner Schwester, die an diesem Samstag stattfindet. Allerdings kommt Deborah am Sonntag nach der Hochzeitsfeier zu Besuch und bringt mir ein Stück Hochzeits-Torte. Ich habe mehrere Wochen mit der Heilung zu tun.

Im Anschluss hat es viele Jahre gebraucht, um zu der Erkenntnis zu kommen, dass das Knie in der ganzheitlichen Betrachtung für Beweglichkeit und das Vorankommen im Leben steht. Jetzt gerade beim Lesen meiner eigenen Worte, kommt mir plötzlich der Gedanke: die ganze rechte Seite, die für die Männlichkeit im Leben steht, ist verletzt und zu einer verdreckten, teils eitrigen, offenen Wunde aufgerissen. Ich habe die Zeichen nicht erkannt, die mir der Unfall aufgezeigt hat. Durch den Unfall ist Bärbel zwar unsanft aber unverletzt abgeworfen worden, ein Zeichen, dass ich damals einfach nicht richtig deuten konnte. Nach meinem heutigen Weltverständnis wollte mir eine höhere Macht wohl klar machen, dass wir zwei keine gute Wahl füreinander sind, doch ich brauchte offensichtlich noch die Erfahrung aus Schmerz und aufgerissenen Wunden für ein paar Jahrzehnte, bis ich den Sinn in diesem Unfall für mich und meine damalige Beziehung vollends verstanden habe.

Das Universum liefert mir also offensichtlich auf ziemlich dramatische Art und Weise einen Hinweis, mich von Bärbel zu trennen. Aus dem eigenen Mangel heraus und der Angst davor, dann wieder alleine da zu stehen, erkenne ich die Zeichen nicht und bin stattdessen felsenfest der Meinung, dass so ein eindrücklicher Unfall zwei Menschen noch näher zusammenschweißt. Vielleicht ist das nicht einmal meine eigene Meinung, sondern ich schnappe sie von einem der betroffenen Elternteile auf. Obwohl Bärbel nicht einmal einen Kratzer davongetragen hat, begegnen mir ihre Eltern voller Anklage und Schuldzuweisung, so dass in mir Gedanke wächst, die hätten den Eindruck, ich wollte ihr Kind mit Vorsatz um die Ecke bringen.

Das Motorrad wird nach dem Unfall verkauft und ich erstehe dafür mein erstes eigenes Auto: Ein alter Renault. Auch unsere Beziehung zueinander ist nur von kurzer Dauer. Im darauffolgenden Winter fahre ich die Karre auf dem ersten Schnee in einem Waldstück zu Schrott. Ich rutsche auf glatter Fahrbahn rückwärts einen Abhang hinunter und das Auto schlägt mit dem Kofferraum in einen

Baum ein, dreht sich seitwärts und verkeilt sich zwischen zwei Bäumen.

Aus heutigem Bewusstsein: Wieder ein Symbol für feststecken...nicht vorankommen im Leben!

Ich bin zu diesem Zeitpunkt, trotz meiner 19 Jahre noch „Jungfrau". Ich hatte vorher recht viele Liebschaften, die alle von den Mädchen angefangen und auch wieder beendet wurden. Heute gehe ich davon aus, dass die jungen Damen eher darauf erpicht waren, mich auf ihrer jeweiligen „Hotlist" abhaken zu können. Zumindest machen sie sich alle schnell wieder vom Acker, wenn ihnen klar wird, dass ich scheinbar keine Ahnung habe, wie *Mann* ein Mädchen verführt.

Oft träume ich von liebevollem, sexuellen Miteinander und dennoch ist die Angst davor riesig und ich weiß nicht warum!

Erst viele Jahre später erschließt sich mir diese ungeheure Angst vor dem ersten Sex. Ich wollte unter allen Umständen den erneuten Schmerz der Ablehnung, des Versagens und des als Fünfjähriger erlebten sexuellen Missbrauchs vermeiden.

Es gibt sogar einige Mädels, die ziemlich direkt auf Sex aus waren. Einmal hat mich nachts auf einer Open-Air-Disco eine sehr hübsche Amerikanerin angemacht und nach etwa zehn ausgetauschten Sätzen stellt sie mir die Frage: „Du bist noch Jungfrau, oder?" auf mein gestottertes „Ja" zieht sie lächelnd von dannen und verschwindet wenig später mit irgendeinem anderen im Dunkeln. Ich habe massive Angst vor dem ersten Sex, ohne zu wissen, warum das so ist. Zeitweise habe ich mehrere Freundinnen gleichzeitig, weil ich nie Nein sagen kann, es allen recht machen will und keinem wehtun möchte. Das bringt mir bei meinen Kumpels den Spitznamen „Die Hure" ein. Es ist zu der Zeit so, dass ich teilweise auf Partys von 20-22 Uhr mit der ersten, von 22-0 Uhr mit der zweiten und von Mitternacht bis zum nach Hause gehen mit der dritten knutsche. Ich bin mit Sicherheit nicht stolz darauf und mir ist jetzt absolut bewusst, dass dies ein ziemlich krankes Verhalten ist. Mein Vater hat einmal zu mir gesagt: „Mann, bring mal Ordnung in dein Beziehungsleben. Ich kann bald die ganzen Namen nicht mehr auseinanderhalten!" Worauf ich sarkastisch zur Antwort gab: „Das geht mir genauso, mach Dir mal keine Sorgen, ich krieg das schon sortiert!"

Heute weiß ich, dass Promiskuität (der Fachbegriff für ein krankhaftes Verhalten, welches sich auf das gleichzeitige Zusammenleben mit mehreren stetig wechselnden Partnern bezieht) auch eine Folge aus emotionalem, körperlichem oder sexuellem Missbrauch sein kann.

Kapitel 6

Angepasst

Irgendwann in dieser Zeit kommt es zu einem Gespräch zwischen Bärbel und mir, in dem ich ihr erzähle, dass ich noch nie Sex hatte. Doch sie verlässt mich nicht, wie die anderen vorher, sondern sagt: „Na, dann zeige ich Dir einfach wie das geht!" Und als wir an einem Wochenende nachmittags ganz alleine bei mir zu Hause sind, nimmt sie einen gezielten Anlauf. Sie erzählt mir frei heraus, dass sie immer oben sein muss, weil sie sonst nicht zum Höhepunkt kommt und dass es zum Zeigen sowieso am besten so herum funktioniert. Dazu fällt mir natürlich zu diesem Zeitpunkt nichts auf. Da ich einfach keine Ahnung habe und Wünsche oder Vorstellungen zu dem Thema nicht äußern kann, verlasse ich mich auf ihre Erfahrungen, von denen sie mir vorher schon groß und breit berichtet hat. Meine spärlichen Informationen zum Thema Sexualität beziehe ich zu diesem Zeitpunkt aus versteckten Heftchen und heimlichen Porno-Filmen bei meinen Kumpels in der Nachbarschaft. Mir ist zwar klar, dass dies nicht der Realität entsprechen kann, aber wie diese Realität wirklich aussieht, davon habe ich keine Ahnung.

Wir ziehen uns aus und sie sagt ich solle mich auf den Rücken legen. Wir knutschen ein bisschen und sie rutscht dabei auf mir herum um sich selbst heiß zu machen. Nach kurzer Zeit setzt sie sich auf und beginnt solange zu fummeln und mit Spucke nachzuhelfen, bis ich schließlich in sie hineingepresst werde. Ich habe wahnsinnige Schmerzen dabei und mir wird klar, warum ich immer solche Angst davor hatte. Das, was alle um mich herum als so mega geil und superscharf beschreiben, stellt sich mir jetzt ganz anders dar. Mein Körper ist steif wie ein Brett, mein Herz rast, ich schwitze und mein Penis brennt wie Feuer und tut einfach höllisch weh. Trotzdem tut mein Körper seine Pflicht und ich komme in ihr. Ich denke: „Gott sei Dank, es ist vorbei!" Aber, sie ist ja noch nicht fertig! Sie reitet wie wild auf mir herum und stöhnt und schreit und schüttelt sich irgendwann am ganzen Körper. Geduldig ertrage ich die Schmerzen und warte bis es vorbei ist. Keine Ahnung wie lange das letztendlich dauert. Ich bin froh, dass sie jetzt zufrieden grinsend von mir heruntersteigt. Entsetzt stelle ich fest, dass mein Vorhautbändchen abgerissen ist und ich blute wie ein Schwein. Sie zuckt mit den Schultern und grinst: „Ist doch nicht so schlimm, war doch geil! Das wird schon wieder, wirst sehen, beim nächsten Mal findest du es genauso geil. Du kennst doch den Spruch: Beim ersten Mal tuts weh…" Ich gehe ins Bad und wasche mich gründlich, weil ich mich ganz komisch und schmutzig fühle. Da ich keinen Vergleich kenne, halte ich auch das für normal und gehe davon aus, dass alle anderen Menschen sich genauso verhalten. Interessanterweise verhält sich Bärbel genauso, deshalb finde ich nichts Ungewöhnliches daran. Irgendwann in dieser Zeit erzählt sie mir, dass an dem Freitagabend, als sie mich auf dieser Disco-Party angesprochen und sofort geknutscht hat, ein paar Stunden vorher ihr Freund, mit dem sie zwei Jahre zusammen war, am Telefon mit ihr Schluss gemacht hatte. Aus Frust und Wut auf ihn, hat sie sich an dem Abend geschworen, sich mit einem anderen zu trösten. Jahre später erzählte sie mir, dass dieser Ex-Freund wenige Tage danach bei ihr anrief und sie fragte, ob sie nicht zu ihm zurückkommen will. Daraufhin antwortete sie ihm: „Nein Danke, kein Bedarf, ich habe jetzt was Besseres!" Auch dazu fällt mir damals nichts auf!

Im Herbst des gleichen Jahres ereilt mich während der Arbeit in der Werkstatt ein Hexenschuss. Weit nach vorne gebeugt, halb auf dem Tisch liegend, montiere ich ein auf dem Tisch liegendes Schild zusammen. Die Werkstatttür geht auf, ein Kunde betritt den Raum und ein kalter Luftzug streift über meinen schweißnassen Rücken. In diesem Moment schlägt der Schmerz wie ein Blitz rechts hinten in meinem Lendenwirbelbereich ein. So muss sich ein

Messerstich anfühlen. Ein kurzer Schrei entfährt mir, ich breche auf dem Tisch zusammen. Mit kaltem Schweiß bedeckt, bin ich nicht mehr in der Lage zu atmen oder mich zu bewegen. Meine Füße stehen auf dem Boden und der Oberkörper liegt im 90° Winkel auf der Arbeitsplatte. Der Schmerz ist unbeschreiblich. Mein Kollege kommt um die Ecke und fragt: „Ist Dir was passiert? Soll ich was helfen?" Ich presse nur schmerzverzerrt den Satz durch die Zähne: „Hilf mir vorsichtig hoch, ich kann mich nicht mehr bewegen!" Auf allen vieren krieche ich in mein Auto und schleppe mich zum Hausarzt, der mich mit einer Portion Schmerzmittel per Spritze wieder bewegungsfähig macht und mich ein paar Tage krankschreibt. Dies ist ein Zustand, den ich von meiner Mutter kenne, die öfter damit zu kämpfen hat und über die ich dann oft lachen muss, wenn sie mal wieder total verbogen durch das Haus schleicht, sich mit Wärmflasche oder Fangopackung versucht über den Tag zu retten. Von da an wiederholt sich mein schmerzlich quälendes Phänomen etwa ein- bis zweimal pro Jahr. Dazu gesellt sich eine dauerhafte Nebenhöhlen-Entzündung, die mir über fast zwei Jahrzehnte jeden Winter, über Monate, Schlaf und Nerven raubt.

Jahrelang glaube ich daran, dass ein körperliches Symptom einfach ein zufälliges Ereignis im Körper ist, ähnlich eines Defektes bei einer Maschine. Mir tut etwas am oder im Körper weh, ich gehe zum Arzt. Mit Salbe, Tablette, Spritze oder Operation wird dem Symptom dann Einhalt geboten.

Nach einigen Jahren wächst allmählich meine Erkenntnis, dass die Rückenschmerzen nicht ursächlich mit dem Heben schwerer Gegenstände oder gar dem Wetter zusammenhängen. Ich stelle sehr deutlich den Zusammenhang zwischen meinem gestressten Körper und den, kurze Zeit später, auftretenden Schmerzen her. Nach ein paar weiteren Jahren erwarb ich mir umfangreiches Wissen zu diesem Themenkomplex: „Stress" ist für mich heute eher ein Sammelbegriff für eine Abfolge körperlicher Reaktionen auf unterbewusste, tiefsitzende und blockierte Gedanken und Emotionen wie z.B. Wut, Angst oder Trauer, die entweder in der eigenen Vergangenheit entstanden sind oder bereits in der frühen Kindheit von der Mutter (oder anderen engen Bezugsperson) unbewusst übernommen wurden.

Dem ständigen Druck meiner erzkatholischen Familie nachgebend, verlobe ich mich nach genau einem halben Jahr mit Bärbel. Mir hätte die Veranstaltung im kleinen Rahmen völlig ausgereicht, aber Bärbel wünscht sich das komplette Programm mit Ring und offizieller Zeitungsanzeige. Durch das alteingesessene Geschäft der Eltern mitten in der Kleinstadt und ihrer eigenen Tätigkeit dort, ist sie selbst überregional bekannt. Wir werden also nach der öffentlichen Bekanntmachung mit einer Flut an Geschenken überhäuft. Mich überfordert diese materielle Überflutung völlig, da ich solche Mengen an Geschenken von zu Hause nicht gewohnt bin. Bärbel nimmt das locker und führt penibel Buch über jede Karte und jedes Geschenk. Alles wird namentlich und mit den entsprechenden Geldbeträgen versehen aufgelistet, damit bei möglicherweise späteren Gegengeschenken der Wert nicht unterschritten wird.

Auch nach der Verlobung verändert sich in meinem Empfinden beim Sex mit ihr nichts. Nach wie vor halte ich es für „normal", dass ich nach jedem Sex mit ihr sofort im Bad verschwinde, um mich zu waschen oder zu duschen. Ich fühle mich nach jedem Sex mit ihr schmutzig und halte es nicht aus, einfach im Bett neben ihr liegen zu bleiben. Da ich mit niemandem darüber rede und Bärbel immer mitgeht und ebenfalls duscht, halte ich das für völlig normal und gehe davon aus, dass das jeder so macht.
Bärbel schlägt vor, im Obergeschoss Ihres Elternhauses, welches aus unzähligen Zimmern besteht, eine Wohnung einzurichten und zusammenzuziehen. Das ist eine Horrorvorstellung für mich und ich kann es mit irgendwelchen Argumenten gerade noch abwenden, sodass wir in einem Nachbardorf eine kleine Wohnung anmieten und einen

eigenen Haushalt gründen. Ihre Eltern sind nicht glücklich, dass die Tochter aus dem Haus geht, obgleich doch
so viel Platz da wäre. Meine Eltern sind damit nicht glücklich, weil der Nesthaken unverheiratet mit einer Frau zu-
sammenzieht. Welch höchst unmoralisches Verhalten!
Zumindest gibt es keinen Klärungsbedarf mehr, dass ich
mit einer evangelischen Frau zusammen bin. Diese Vorar-
beit haben schon drei meiner Geschwister geleistet.

In dieser Phase beende ich erfolgreich meine Ausbildung
und durch die Wiedervereinigung gibt es auch in der
Schilderbranche unglaublich viel Arbeit, weil die Brauereien im ehemaligen Osten auch an jeden noch so kleinen
und eigentlich unbedeutenden Schuppen ein möglichst
großes Leuchtschild montiert haben wollen. Dazu gibt es
Unmengen an Erlebnissen, die ein eigenes Buch füllen
würden. Eines finde ich besonders erwähnenswert:
In einem thüringischen Badeort gibt es ein ehemaliges
Stasi-Edelhotel. Das soll natürlich auch eine Bierwerbung
bekommen. Wir sind immer zu zweit und wochenweise
unterwegs. Als wir an diesem besagten Hotel ankommen,
ist es schon später Nachmittag. So buchen wir dort gleich
unsere Übernachtung und montieren das bestellte Wer-
bematerial noch am gleichen Abend. Das Zimmer wird be-
zogen, Abendessen und dann geht`s an die Hotelbar zum
Feierabend-Bier. Hinter der Theke ein junger und netter

Barkeeper. Mein Kollege ist Kettenraucher und trinkt gerne seinen Schoppen. Er redet auch gerne und viel. So kommen wir ins Gespräch, doch der Barkeeper ist offensichtlich mehr an mir als an einem Gespräch mit dem alten Kollegen interessiert. Stock-Schwul, macht er mich nach dem dritten Bier ganz offen an und fragt, ob ich mit ihm duschen gehe. Er wird fast aufdringlich und will sich nicht abweisen lassen, und da ich nicht gelernt habe, deutlich „Nein" zu sagen, kommt mein Unwille bei ihm nicht an. Er beginnt mir Bier zu servieren was nicht mehr auf dem Deckel notiert wird. Mein Kollege lacht sich total schlapp und kriegt sich gar nicht mehr ein. Nach geraumer Zeit und unzähligen Bieren geht mein Kollege ins Bett und ich beginne Spaß an der Unterhaltung mit dem Barkeeper zu finden. Der Typ ist mittlerweile soweit, dass er mir anbietet, ich solle alleine duschen und er würde nur zuschauen. Es folgen weitere Getränke und Angebote die ich abwehre. Komischerweise werde ich in dieser Nacht nicht betrunken. Das ist vermutlich der Moment, auf den der Kellner wartet. Die Zeit schreitet voran und der Gute muss die Bar schließen, um keinen Ärger mit der Geschäftsleitung zu bekommen. Dennoch gibt er partout nicht auf. Inzwischen will er mir das Haus bzw. die auf dem Dachboden gelagerten Stasi-Gegenstände zeigen. Das interessiert mich natürlich brennend. So gehen wir los und er öffnet Türen und Schränke mit FDJ-Kleidung,

Orden, Ausweis-Rohlingen, Stempel, dokumentierte Tageszeitungen aus den letzten Jahrzehnten usw....Es gibt so viel zu entdecken, dass die Nacht wie im Flug verrinnt. Irgendwie kann ich dem Kerl doch klarmachen, dass ich nun schleunigst mal ins Bett muss, um den Arbeitstag einigermaßen zu überleben. Ich gehe ins Zimmer und als ich die Tür hinter mir zumache, klingelt gerade der Wecker meines Kollegen. Dieser reißt die Augen auf und fragt: „Wieso bist du denn schon angezogen, wenn eben erst der Wecker schellt???" So starte ich mit einer Dusche und anschließendem Frühstück, ohne ein Auge zugemacht zu haben, in den Tag. Natürlich muss ich die ganze Story bis in alle Einzelheiten immer wieder erzählen und wir haben den ganzen Tag eine Menge zu lachen.

Immer wieder kommt es in meinem Leben zu interessanten Erlebnissen mit schwulen Männern. Ein ehemaliger Schulkamerad, mit dem ich viele Jahre so eng wie mit einem Zwillingsbruder durch dick und dünn gegangen bin, meldete sich zum 25. Jahrestreffen der Abschlussklasse bei mir zur Übernachtung an. Zu dem Zeitpunkt war meine Familie in einer Mutter-Kind-Kur, also kein großes Problem - es ist Platz genug im Haus. Wir hatten einen genialen Abend mit vielen Gesprächen und alten Erinnerungen. Als wir in der Nacht zu mir nach Hause kommen und den langen Abend bei einem letzten Bier auf dem

Sofa ausklingen lassen, fragt er mich: „Weißt du in wen ich damals wie verrückt verliebt war?" Ich lasse den Abend in Bildern an mir vorbeiziehen und habe alle Mädchen von damals vor Augen, mir fällt aber keine ein, die er in der Schulzeit besonders gerne gemocht haben könnte. Also muss ich zugeben: „Keine Ahnung, sag du es mir!" Und seine überraschende Antwort war: „Na in Dich! Und weil du meine Liebe nicht erwidert, mich sogar abgewiesen hast, bin ich heute nicht mehr in der Lage zu lieben!" Ich war wie vom Donner gerührt, denn ich hatte keine Ahnung. Auf späteres Nachfragen bei den alten Klassenkameraden bekam ich nur Gelächter als Antwort. Offensichtlich war ich der Einzige, der nie bemerkt hat, dass er schwul war und mir Avancen gemacht hat.

Immer wieder hat mir die Mutter meiner Kinder in der langen Ehezeit unterstellt: „Du bist bestimmt schwul und willst es nur nicht zugeben. Irgendwann brennst du dann mit einem Liebhaber durch und verlässt mich..." Solche und ähnliche Sätze bekam ich wiederholt zu hören. Jedes Mal ging ich in die Rechtfertigung und Verteidigung, versuchte irgendwie zu erklären, was die Männer an mir finden – ohne es selbst zu verstehen. Heute ist mir ziemlich klar, dass ich ein vollkommen ungewolltes Kind bin. Und wenn ich geboren werde, dann wenigstens als Mädchen. Das führt einerseits dazu, dass ich sehr hohe weibliche

Energieanteile habe und zum anderen, dass ich eben einfach immer und überall auf der Suche war nach: Ich will einfach nur geliebt werden!

Kinder, die ungewollt und ungeliebt oder als vermeintlich falsches Geschlecht geboren werden, definieren ihre Existenzberechtigung im Leben häufig darüber, dass sie überdurchschnittlich viel für andere Menschen aktiv sind, um Anerkennung und Liebe im Gegenzug dafür zu erhalten. Wenn eine Mutter sich nicht authentisch emotional auf ihr Kind einlassen kann, so beginnt das Kind sich für seine Existenz zu schämen. Es fühlt sich grundsätzlich falsch. Der Gedanke: „Mit mir stimmt etwas nicht, sonst würde meine Mutter mich lieben!" sorgt für ständige Scham und das Kind hat immer das Gefühl, etwas tun zu müssen, um sich eine Existenzberechtigung zu erarbeiten. In einer gesunden ICH-Entwicklung darf das Kind einfach da sein. Voraussetzung ist eine in-sich-ruhende Mutter mit einem starken und gesunden Ich-Anteil, die dem Kind neben echter Sicherheit durch stabile Bindung auch Raum zur eigenen individuellen Entwicklung gibt.

Nun hat inzwischen auch die Bundeswehr mitbekommen, dass ich meine Ausbildung beendet habe und lädt mich ein. Das findet mein Chef ziemlich unpassend und stellt einen Unabkömmlichkeits-Antrag, der bis zum Oberlandesgericht durchgereicht wird. Aber trotz aller

Argumente für meinen Verbleib im Betrieb, muss ich letztendlich einrücken. Mein Köfferchen gepackt, ziehe ich am 1. Oktober in Mayen beim Fernmelde-Bataillon ein. FF - Funker Fritz ist mein neuer Titel. Meine Fähigkeit von Hand zu nähen, zahlt sich hier am ersten Tag schon aus: Nach der Einkleidung und Stubeneinteilung ist der erste Job einen Phosphor-Streifen auf das Schiffchen (die Kopfbedeckung) zu nähen. Wie ein Lauffeuer spricht sich im ganzen Zug herum, dass FF in der Lage ist, den Näh-Job zu erledigen und es stapeln sich die Flachkappen auf meinem Tisch. Die Bezahlung dafür: eine Kiste Bier pro Stube…fängt schon gut an, der Bund macht seinem vorauseilenden Ruf alle Ehre…

Aufgrund meiner Knieverletzung wegen des Motorradunfalls, stellen sich schon nach wenigen Tagen im Dienst, massive Schmerzen und Probleme bei den täglichen Sporteinheiten und Märschen ein, die ich dem Truppenarzt umgehend mitteile. Im ersten Moment versuchen die Mediziner innerhalb der Kaserne das Thema herunter zu spielen. Als Simulant werde ich nicht direkt betitelt, allerdings schwingt dieser stille Vorwurf unterschwellig mit. Nachdem erste Rötungen und Schwellungen auftreten, ist in Blitzgeschwindigkeit ein Termin zur Klärung an höchster Stelle bereit. Zwei Unteroffiziere freuen sich einen Doppelkeks, dass sie mich ins Bundeswehr-Zentral-Krankenhaus (BWZK) Koblenz begleiten dürfen. Ihnen ist sofort klar, dass dabei ein ganzer Tag Däumchen-Drehen herausspringt. Nach einer generalstabsmäßigen Untersuchung in mehreren Fachabteilungen des BWZK fällt der Beschluss, mich mit sofortiger Wirkung vom Dienst frei zu stellen. Kernaussage ist: „Für eine Ausmusterung reicht das nicht, aber Sie landen ganz unten auf dem Schreibtischstapel. Bis Sie wieder auftauchen, sind Sie bestimmt verheiratet, über der Altersgrenze und haben Schulden, sodass eine Weiterverwendung für Sie sicher nicht mehr in Frage kommt!"

Also tauche ich nach genau vier Wochen am 29. Oktober mit den Entlassungspapieren freudestrahlend bei meinem Chef auf und berichte ihm, dass ich jetzt wieder einsatzbereit bin. Allerdings ist die Freude sehr einseitig, denn er muss mir mitteilen, dass innerhalb der letzten vier Wochen die großen Brauereien vorzeitig die Werbe-Etats für das laufende Jahr geschlossen haben. Aus diesem Grund gehen bei ihm überhaupt keine Aufträge mehr ein und er kann mich nicht weiter beschäftigen. Er tischt mir die irrwitzige Idee auf, ich solle mich krankschreiben lassen um Zeit zu gewinnen. Mein Einwand ist: „Das ist aber eine ziemlich unsaubere Aktion und wenn das rauskommt, verliert mein Hausarzt am Ende noch seinen Job!" Daraufhin erwidert er: „Jetzt stell dich mal nicht so an, du kannst dem ja erzählen, dass dir dein Knie wehtut! Ich will ja schließlich nur helfen und da ich ihn persönlich kenne, kann ich im Notfall auch selber mit ihm reden!" In meinem Kopf springt sofort folgendes Programm an: Er ist ein Freund meines Vaters, er meint es ja nur gut mit mir, und wenn ich ein paar Tage überbrücken kann, besteht bestimmt die Möglichkeit, dass ich meinen Job behalte! Also willige ich in seinen Vorschlag ein und gehe zu meinem Hausarzt. Allerdings erzähle ich ihm ehrlich die ganze Geschichte, weil er schon sehr viel für mich getan hat, und ich ihn nicht derartig belügen will. Mein Hausarzt schaut mich mit großen Augen an und fragt: „Das hat dein Chef dir direkt vorgeschlagen? Sowas hätte ich ihm gar nicht zugetraut! Ich schreibe dich jetzt für zwei Wochen krank um Euch beiden diesen Gefallen zu tun, aber nur unter absoluter Verschwiegenheit!" Das verspreche ich natürlich hoch und heilig und fahre zurück zur Firma, um meinem Chef die Krankmeldung zu überreichen. Der ist sichtlich erfreut und dankt mir ganz herzlich. Am nächsten Morgen hole ich einen Brief mit dem Logo meines Arbeitgebers aus dem Briefkasten. Ungläubig öffne ich den Umschlag und halte meine fristgerechte Kündigung, datiert tags zuvor in meinen Händen! Mir wird heiß und unglaubliche Wut und gleichzeitige Trauer steigen in mir auf. Das ist für mich vollkommen unfassbar und ich verstehe die Welt nicht mehr. Sofort rufe ich ihn an um meinem Ärger Luft zu machen. Total unterwürfig und obrigkeitshörig, wie mein Vater mir das sein Leben lang vorgelebt hat, zerplatzt meine riesige Wut wie eine Seifenblase im Gespräch. Der Chef drückt ein bisschen auf die Tränendrüse: „Das musst du verstehen, ich muss doch an meine Firma denken, an die restlichen Mitarbeiter, was soll ich denn machen? Mir tut das schrecklich leid, ich habe keine andere Chance. Blablabla..." Und schon bin ich wieder zart wie ein Lämmchen. Beim Abendessen berichte ich die Sache meinen Eltern und während meiner Erzählung steigt meine Wut wieder an und ich beschließe: „Ich werde morgen meinen Anwalt anrufen und die ganze Sache vors Arbeitsgericht bringen! Ich bin sicher diese Kündigung ist nicht rechtens!" Natürlich erwarte ich, dass meine Eltern voll hinter mir stehen. Allerdings habe ich mich da getäuscht, denn mein Vater bricht sofort eine Lanze für seinen guten Freund: „Um Gottes willen, Junge! Versündige dich nicht! Er ist mein bester Freund und schließlich hat er dir in einer Phase völliger Aussichtslosigkeit eine wirklich gute Lehrstelle beschafft!" Damit hat mein Vater mich sofort eingefangen! Diskussion beendet. Und wieder, wie so oft in meinem Leben, wird die unbewusste Überzeugung in mir bedient: Kämpfen für die eigene Sache lohnt sich nicht...Hauptsache den anderen geht es gut! Nie darf ich an meine eigene Unversehrtheit und meine Bedürfnisse denken, denn das ist egoistisch und somit hochgradig schlecht und unmoralisch!

Warum ist das bloß so? Ich kenne so viele Menschen in meinem Umfeld, die in solchen Situationen ganz anders reagieren und vor Selbstbewusstsein nur so strotzen.

Heute ist mir bewusst, dass solch ein unterwürfiges und überangepasstes Verhalten sowie ständige Selbstaufgabe ebenfalls Anzeichen für die Folgen emotionalen, körperlichen oder sexuellen Missbrauchs sein können. Im Falle eines Missbrauches jedweder Art wird die natürliche Grenze eines Kindes/Menschen so massiv überschritten, dass in der Folge die eigenen Grenzen nicht oder nur noch schwer wahrgenommen werden können. Das wiederum führt dazu, dass sich zunächst das Kind, später der Erwachsene, in erster Linie an den Grenzen anderer Menschen orientiert oder sich mangels eigener guter Identitätsausbildung mit der Persönlichkeit eines anderen Menschen identifiziert (symbiotisch mit ihm verschmilzt), um überleben zu können. Durch die symbiotische Verschmelzung mit den Bedürfnissen des Gegenübers können die eigenen Grenzen nicht nur nicht wahrgenommen werden, sondern das unerträgliche und bedrohliche Gefühl fehlender eigener Grenzen muss dann auch nicht gefühlt werden.
Menschen, die keine Wut, keine gesunde Aggression entwickelt haben, können nicht für sich kämpfen, können sich nicht verteidigen. Die natürliche Reaktion ist dann nur noch der sogenannte „Totstell-Reflex". Aufgeben, statt

sich für sein eigenes Leben einzusetzen. Diese vollständige
Selbstaufgabe zeigt sich auch in der totalen Unterwerfung
gegenüber anderen Menschen. Ich passe mich an und un-
terwerfe mich den Wünschen und Bedürfnissen anderer,
weil ich meine eigenen und die Abgrenzung zu den Bedürf-
nissen anderer nicht kennengelernt, nicht entwickelt
habe.

Jetzt bin ich zwar im Besitz eines wunderschönen Gesel-
lenbriefes, habe dennoch keine Ahnung wie es jetzt beruflich weitergeht und was ich mit meiner Ausbildung anfangen soll. Außer Arbeitsamt fällt mir da auf die Schnelle
keine andere Lösung ein und ich melde mich zum 1.11.
arbeitssuchend. Der Winter kommt und geht.
Im Frühjahr quatscht mich ein Kumpel an, der Kolonnen-
führer bei einer großen, bundesweit operierenden Dach-
deckerfirma ist, die große Projekte im Flachdach- & Fas-
sadenbau bedient. Ein Knochenjob, der im Akkord vergü-
tet wird. Aushilfen sind da immer gesucht, vor allem,
wenn sie noch ein bisschen Grips und handwerkliches Ge-
schick mitbringen sowie der deutschen Sprache halbwegs
mächtig sind. Mit einem Schlag verdiene ich für meine
jungen Jahre richtig viel Geld, muss mich dafür allerdings
mächtig ins Zeug legen. Oft sind wir wochenlang auf Montage in ganz Deutschland und bei gutem Wetter ist es
nicht selten, dass wir morgens um 5:00 Uhr anfangen und

abends bis um 20:00 Uhr oder länger arbeiten, wenn eine Baustelle mal außerhalb in Gewerbegebieten liegt und keiner sich gestört fühlt. In der Arbeitsgruppe angenommen und akzeptiert, fühle ich mich dazugehörig und gut. Auf den Montagen gehören deftige Alkohol-Eskapaden zum Alltag. Häufig beschütten wir uns bis spät in die Nacht mit Bier und Schnaps, oft bis zum vollständigen Verlust der Muttersprache. Früh morgens geht es dann noch völlig benebelt wieder aufs Dach. Natürlich passieren dann auch völlig unnötige Unfälle. Im Rahmen der Abdichtungsarbeiten einer riesigen Klimaanlage auf einem Krankenhausdach, stürze ich nach einer solch durchzechten Nacht, mit einer 50x50 cm großen Waschbeton-Platte in meinen Händen haltend, rückwärts von einer Leiter und schlage mit der Platte in den Händen auf dem sechs Meter darunterliegenden Hochhausdach auf. Nichts passiert, außer einem Schreck…. allerdings hält das nicht vom weitersaufen ab.

Wir schreiben das Jahr 1993. Es werden Hochzeitspläne geschmiedet. Der Druck von Seiten der Familien ist gestiegen und Fragen werden lauter: „Schon so lange verlobt…wie geht es denn da bei euch jetzt weiter?" Also legen wir ein Datum im darauffolgenden Jahr fest. Von Anfang an ist meine Schwiegermutter ins spe ungebeten deutlich mehr in die Organisation involviert als Bärbel und ich. Der Plan nimmt Form an.

Eines Tages wächst plötzlich auf meinem rechten Oberschenkel ein riesiger Abszess. Mein Hausarzt, der seine ersten Jahre als Chirurg bei der Bundeswehr im Einsatz war, hat große Freude daran dieses Gewächs lokal zu vereisen und zu spalten. Im Laufe der nächsten Monate werden insgesamt 34 dieser Abszesse auf beiden Oberschenkeln und im Po-Bereich entfernt. Man bringt es damals mit der schmutzigen Arbeit auf dem Dach in Verbindung. Kein Bluttest, kein Medikament, keine Diät hilft, auch keine speziellen Seifen oder Desinfektionen der Haut. Es verschwindet genauso plötzlich, wie es kommt.

Jahre später gelange ich erst zu der Erkenntnis, warum mein Körper so reagiert hat! Heute ist mir klar: Abszesse können der körperliche Ausdruck unterdrückter Wut sein. Ich kenne meine Grenze nicht, kann mich nicht verteidigen, also muss mein Körper mir über die Haut meine Grenze deutlich machen. Abszesse sind wie kleine Vulkane, die eine (Haut-) Grenze zum Explodieren bringen, weil die eigentliche Explosion, die echte Wut, nicht stattfinden kann oder darf. Ich will nicht, dass ihre Mutter sich in alles einmischt. Eigentlich will ich Bärbel gar nicht heiraten, aber ich schaffe es nicht, für mich selbst einzustehen und mich abzugrenzen.

118

Kapitel 7

Spiel des Lebens

Während der Hochzeitsvorbereitungen leben wir in einer Mietwohnung und fühlen uns einigermaßen frei, obwohl wir für meinen Geschmack viel zu nah am Wohnort der Schwiegereltern leben. Uns trennen nur ein paar wenige Kilometer und ein Dorf. Immer wieder schlagen Bärbel und ihre Eltern vor, doch lieber das Dachgeschoss oder die Scheune der elterlichen Firma für das junge Paar aus-zubauen, was ich kategorisch ablehne. Das geht selbst mir zu weit!

1994 ist das Jahr der Hochzeit. Bärbel will ein riesiges Fest mit allem Drum und Dran. Es sind sage und schreibe 150 Leute eingeladen. Da auch Bärbel Schwierigkeiten hat, gesunde Grenzen zu ziehen, fällt ihr bei der großen, weit-läufigen Verwandtschaft die Entscheidung schwer, wer nun eingeladen werden soll und wer nicht. Bärbel will so viele wie nur möglich dabeihaben. Ihr Argument: „Da sind so viele schon ganz alt und krank, wer weiß, ob wir die noch jemals alle zusammen an einen Tisch bekommen…!" Da ich natürlich, wie immer, keine eigene Meinung habe, wird ihr Plan so umgesetzt. Punkt.

Die Schwiegermutter mischt sich in den Hochzeitsvorbereitungen bis hin zum Kleiderkauf ein. Da die Kohle knapp ist, bietet sie ihrer Tochter einen super Deal an: „Ich bezahle das Kleid, bestimme dann allerdings, welches es wird und wo es gekauft wird!" Für mich ein Albtraum des Übergriffs! Ihre Tochter stimmt zu.

Der Polterabend mit Live Musik und 400 Gästen sprengt meine kühnsten Erwartungen. Mein Beitrag zur Hochzeit ist immerhin, dass ich darauf bestehe, katholisch zu heiraten und dass mein ältester Bruder Alfred als „Familien-Priester" den Ritus vollzieht! An einem heißen Sommertag fahren wir mit einer Kutsche ihres Groß-Onkels zur Kirche. Alles schön feierlich, die Kirche voller Menschen. Die Orgel spielt ein Schulfreund von Bärbel. Aufregend! Mit Herzrasen stehe ich neben ihr vor meinem Bruder am Altar. Als er mich fragt, ob ich sie heiraten will, geht in mir ein Krieg los! Unglaublich! Mein Herz schreit: NEIN! In meinem Kopf bricht ein Sturm los: Das kannst du nicht wirklich ernst meinen! Die ganze Kirche voller Menschen, die du selber mit eingeladen hast! Wie soll das denn funktionieren! Und aus meinem Mund kommt natürlich, wie immer, ein unterwürfiges „Ja".

Zum Ende des Jahres teilt uns meine Schwiegermutter mit, dass sie bezüglich des Kaufs eines alten Bauernhofes im Nachbardorf bereits in Verhandlungen steht. Dieser liegt in unmittelbarer Nachbarschaft zu ihrem eigenen Elternhaus, also zu Bärbels Großmutter. Ihr Großvater verstarb ganz plötzlich an einem Herzinfarkt, nur wenige Tage nachdem wir zusammengekommen waren. Die Großmutter leidet an einer fortschreitenden neurologischen Erkrankung und hat Folge dessen immer mehr Einschränkungen in ihrem täglichen Leben. Bislang fährt Bärbels Mutter jeden Tag zu ihr, um sie zu unterstützen, obwohl ihr jüngerer Bruder, Bärbels Onkel, mit im Haus der Großmutter lebt. Bärbels Mutter ist zumindest der Meinung, dass er nicht in der Lage sei, die Großmutter adäquat zu betreuen. Deswegen wäre es aus ihrer Sicht von Vorteil, wenn Bärbel in der Nachbarschaft zur Oma leben würde und die eine oder andere Aufgabe in diesem (Groß-)elterlichen Haus übernehmen könne.

Ich will weder in dieses Dorf, noch in dieses Haus ziehen und lehne auch diesen Vorschlag kategorisch ab. Die Schwiegereltern, Bärbel und weitere Mitglieder aus dieser Familie überreden mich mit allen Mitteln der Kunst, letztendlich doch diesem Deal zuzustimmen. Es gibt nie eine schriftliche Abmachung - nur die mündliche Vereinbarung: „Ihr bezahlt keine Miete, dafür kümmert ihr Euch um das Haus und die Oma." So wird das Haus auf Kosten der Schwiegermutter und meiner Arbeitskraft zumindest grundrenoviert und wir ziehen in diese alte Kaschemme ein. Ab diesem Zeitpunkt stecke ich jede müde Mark, die übrig bleibt, in dieses Haus und Bärbel kümmert sich um die Oma im Nachbarhaus. Und weil ich mich immer schön anpasse und den vermeintlich Stärkeren um mich herum unterwerfe, willige ich oft stillschweigend in alles ein und lasse es um mich herum geschehen. So oft signalisiert mir mein Herz und mein Bauch ein deutliches NEIN und aus meinem Mund kommt wieder ein JA... Verdammt, warum ist das eigentlich so? Geht das allen Menschen so wie mir? Kaum vorstellbar...aber, ich weiß es nicht anders.

Bärbel hat widerwillig den von ihren Eltern ausgesuchten Handwerksberuf erlernt. Natürlich im elterlichen Betrieb, da die Mutter nicht bereit ist, ihre Tochter nachts durch die Gegend zu fahren, um sie zur Arbeit zu bringen. Darüber hinaus sei sie nicht gewillt, dreckige Wäsche von irgendeinem fremden Laden mit zu waschen. Viel einfacher sei es im familieneigenen Unternehmen zu lernen. Später arbeitet Bärbel dann im Verkauf mit, was ihr am meisten Spaß macht, aber permanent zu Konflikten mit der Mutter führt. Nachdem es zum 100. Mal massiven Krach mit der Mutter während der Arbeit gibt, schlage ich Bärbel einen Jobwechsel vor, um die Situation zu entschärfen. Ich unterstütze sie darin, das heimische Nest endlich zu verlassen und neue Erfahrungen zu sammeln. Sie wechselt daraufhin ihren Job und fängt bei einem

großen Versandhaus in der nächsten Großstadt im Tele-
fon-Service an.

Parallel trete ich eine Stelle als Werbetechniker in einem
großen Metallbauunternehmen an und bin nun endlich
wieder einigermaßen nahe am ursprünglich gelernten Be-
ruf. Die Arbeit macht mir Freude, und der Abteilungsleiter
hat mich mit der Idee eingestellt, dessen Nachfolge irgendwann zu übernehmen. Ich darf in kürzester Zeit ganz
viele handwerkliche Dinge neu erlernen oder aus meinem
Praktikum in der Fachoberschule, vor ewigen Jahren, wieder aus der Erinnerung hervorholen. Ich lerne WIG-
Schweißen speziell mit Aluminium und Edelstahl. Ein cooles Team von Kollegen in einer kleinen, eingeschworenen
Gemeinschaft. Meine Abteilung ist aus dem restlichen Betrieb ausgelagert, was gut ist, denn die ganze Firma an
sich, ist ziemlich chaotisch organisiert. Während ich versuche Fuß zu fassen, werde ich tatsächlich erneut zur
Bundeswehr eingezogen! Unfassbar - der Alptraum wird
wahr: Ich bin 26 Jahre alt, mittlerweile verheiratet und
habe damit absolut nicht mehr gerechnet! Umgehend
stelle ich einen Zivildienst-Antrag, der allerdings von
Amtswegen nicht rechtzeitig bearbeitet wird. So muss ich
für einige Wochen zur Bundeswehr einrücken, bis mein
Antrag anerkannt ist und ich einen Betreuungsdienst
beim Roten Kreuz antreten kann. Da ich eine

Sanitätsausbildung habe, ist der Rettungsdienst meine erste Wahl. Dies wird aufgrund der Tatsache, dass ich insgesamt schon drei Monate Wehrdienst geleistet habe abgelehnt, da die verbleibende Restdienstzeit für die Kosten-/Nutzenstruktur zu kurz ist.

Mein Vater erkrankt in dieser Zeit schwer an Lymphdrüsen-Krebs schwer. Aufgrund dessen lasse ich mich im Dezember für mehrere Wochen vom Dienst befreien, um meine Mutter bei der Pflege und Betreuung zuhause zu unterstützen. Nach fast dreijährigem Leiden verstirbt mein Vater drei Tage vor Weihnachten. Zwei Tage später feiere ich auf der größten Party der ganzen Region mit, besaufe mich mit Vollgas und erzähle jedem der fragt: „Dies ist meine Form der Trauerverarbeitung!" Diese findet in Wirklichkeit aber nicht statt, da ich, wie zuvor in meinem Leben auch, stets dafür sorgen muss, dass es allen Beteiligten um mich herum gut geht. Für mich bedeutet das, meine Emotionen und Gefühle unbewusst zu unterdrücken und weiter nach dem Wohl der anderen zu schauen. Ich packe also meine Gefühle weg und mache einfach weiter, als wäre nichts geschehen.

Irgendwann im Laufe dieses Jahres verliebe ich mich in eine Verkäuferin im Geschäft der Schwiegereltern. Das erste Mal in meinem Leben frage ich ganz mutig ein Mädchen direkt: „Ich bin verliebt in Dich! Geht es Dir genauso?" Und dass, obgleich ich inzwischen zwei Jahre verheiratet bin und in einem Aufenthaltsraum der Firma meiner Schwiegereltern stehe! Das Mädchen steht vor mir und unsere Blicke treffen sich. Sie haucht: „Ja, das geht mir ganz genauso!" Mein Herz klopft wie verrückt, aber nicht vor Angst, es ist ein ganz anderes Gefühl, das ich so nicht kenne. Wir schließen uns in die Arme und unsere Lippen treffen sich ganz sachte, ganz weich und zart, ja fast vorsichtig. Minutenlang schwindet die Zeit und die Welt um uns herum vollkommen! Als wir unsere Umarmung lösen ist die Realität wieder da. Ups, wir stehen in der Firma meiner Schwiegereltern und die können jede Sekunde hier hereinplatzen! Wir verabreden uns nach ihrem Feierabend und ich warte in einer Seitenstraße auf sie. Ich fahre irgendwo hin, an einen abgelegenen Platz, wir sitzen im Auto und küssen uns einfach, bevor ich sie nach Hause fahre. Das geht einige Tage so. Offensichtlich bleibt dieses kleine Geheimnis nicht ganz verborgen, denn als ich sie eines Tages erneut nach Hause fahre und sie mit einem Abschiedskuss das Auto verlässt, kommt „zufälligerweise" meine Schwiegermutter vorbeigefahren. Wenn Blicke töten könnten, wäre ich definitiv dort im Auto umgefallen. Mir war schlagartig kochend heiß! An diesem Abend bricht ein Sturm los. Bärbel kommt nach Hause und weiß schon Bescheid und ich bin in absoluter Erklärungsnot! Es jetzt jedem recht machen zu wollen, scheint in so einer Situation ganz dünnes Eis zu sein. Ich stottere mir irgendeine Geschichte zusammen und winde mich wie ein Aal. Natürlich habe ich keine Möglichkeit, aus der Schlinge zu kommen und so kommt am Wochenende darauf das Familientribunal zusammen. Es ergibt sich für mich eine Situation wie bei einem Kriegsgericht. Beide Schwiegereltern und meine Frau bedrängen mich, reden auf mich ein und beschwören mich, die Ehe zu retten. Wieder einmal schreit mein Bauch NEIN und mein Mund sagt JA. Dem Mädchen wird der Job gekündigt und der Rest unter den Teppich gekehrt. Kurz darauf äußert Bärbel das erste Mal massiv den Wunsch, ein Kind zu bekommen. Na ja, wir sind ja schon zwei Jahre verheiratet. Meine Eltern fragen auch schon dauernd nach, wann es denn jetzt Enkel von ihrem Jüngsten geben könne. Auch darauf lasse ich mich ein, ohne Gegenwehr oder Diskussion, obwohl ich große Angst davor habe, Vater zu werden. Irgendwie ist einem Anteil in mir vollkommen klar, dass die unselbständige Bärbel wohl mit einem Kind überfordert sein könnte.

Die erste Schwangerschaft hält gerade mal elf Wochen. Der Arzt rät zu einer Pause, doch Bärbel will nun unbedingt ein Baby. Jetzt erst recht. Die zweite Schwangerschaft verläuft genauso, die kleine Frucht geht nach wenigen Wochen verloren! Wieder sagt der Arzt: „Nehmt euch Zeit, kommt zur Ruhe! Gönnt euch erst mal eine

Pause!". Bärbel bekommt massive emotionale Schwierigkeiten, die ich zu diesem Zeitpunkt nicht nachvollziehen kann und der Frauenarzt rät jetzt zu mindestens einem Jahr körperlicher Erholung. Ich bin jedes Mal heilfroh, dass es nicht geklappt hat, ohne zu wissen warum. Jedenfalls ist meine riesige Angst vor dem Vater werden erst einmal in Schach gehalten.

In dieser Zeit bekommt mein Bruder Christoph eine seltsame Erkrankung. Anfangs äußert sie sich im Sommer mit blau gefrorenen Händen, dazu kommen Nackenschmerzen und Schübe von Schweißausbrüchen. Die Diagnose ergibt eine sehr seltene Blutkrankheit. Er ist zu diesem Zeitpunkt 37 Jahre alt und wird in mehreren Arztpraxen sowie Kliniken parallel behandelt und operiert. So recht weiß kein Mediziner ihn zielführend zu behandeln, denn alle sind sich darin einig, dass diese vollkommen seltene Krankheit bisher nur Männer ab 50 trifft, die damit problemlos noch zehn Jahre gelebt haben. Damit sollte meinem Bruder auch die Angst genommen werden. Jedoch starb er vollkommen unerwartet für alle Beteiligten, ganz plötzlich und fast genau zwei Jahre nach meinem Vater. Diese Nachricht trifft mich wie ein Blitzschlag. Die Umstände, wie ich die Information über seinen Tod erfahre, sind durchaus erwähnenswert!
Nach meiner Ersatzdienstzeit beim DRK wechselte ich

wieder zurück in die großen Metallbaufirma, in der ich zuvor beschäftigt war. Diese stellt unter anderem Schilder und Werbesysteme für Städte, Flughäfen und große deutsche Banken her. So bin ich auch hier öfter in ganz Deutschland und der Schweiz auf Montage. An besagtem Herbsttag bin ich mit einem Kollegen auf der Rückfahrt von einer solchen Montage auf der Autobahn. Es gibt die ersten Mobiltelefone, die wir vom Betrieb gestellt bekommen und mit auf die Montagen nehmen dürfen, damit die Geschäftsführung schneller und flexibler reagieren kann. Ich sitze auf dem Beifahrersitz als es klingelt. Merkwürdigerweise ist nicht mein Chef, sondern Bärbel am Telefon. Sie fragt zunächst, ob ich telefonieren kann oder das Auto selbst fahre. Sie ist kurz angebunden und teilt mir mit, dass mein Bruder Christoph ins Krankenhaus gekommen sei und es ihm nicht besonders gut gehe. Ich solle schnell nach Hause kommen, um ihn im Krankenhaus aufzusuchen. Christoph hat zwei Söhne. Einer ist zu diesem Zeitpunkt gerade zwei Jahre alt, der andere unlängst eingeschult.

Als ich zu Hause ankomme, wundere ich mich darüber, dass Bärbel mich auf dem Hof empfängt, mir die Tasche abnimmt und sagt: „Steig gleich ins Auto, wir fahren sofort los. Ich bring Deine Tasche rein." Sekunden nachdem ich im Auto sitze, fahren vor dem Haus mehrere Autos vor. Eins von meinem älteren Bruder mit der gesamten

Familie und das Auto des katholischen Pfarrers, in dem auch meine Schwägerin sitzt. Hinter mir im Auto rutscht Christophs älterer Sohn aufgeregt von einer Backe auf die andere. Er wächst in einem kleinen Dorf auf und sagt auf hessisch zu mir: „Da sitzt die Anner beim Parrer im Audo und flennt, weil der Aald verreckt is!" (Frei übersetzt: Da sitzt meine Mutter beim Pfarrer im Auto und weint, weil ihr Mann gestorben ist). Ich glaube mich verhört zu haben und frage nach und der Kleine wiederholt diesen Satz, kichernd und ohne mit der Wimper zu zucken. Mir fällt natürlich die Kinnlade herunter und in diesem Moment steigt Bärbel ins Auto. Ich frage sie: „Sag mal, was ist denn hier los?". Woraufhin sie stotternd antwortet, dass sie mir das nicht im Firmenauto sitzend, auf der Autobahn fahrend, erzählen wollte. Mein Körper ist taub und steif, mein Kopf ist leer und brummt wie ein aufgescheuchter Wespenschwarm. Mir wird heiß und kalt gleichzeitig und es herrscht eisiges Schweigen, während wir im Konvoi in die Uniklinik fahren. Die ganze Familie (bis auf meine Mutter und Alfred, die sich beide zu diesem Zeitpunkt in Südamerika aufhalten) versammelt sich vor dem Krankenzimmer. Die Stationsschwester ist mit der Situation völlig überfordert und holt den zuständigen Arzt, der völlig fassungslos berichtet was passiert ist. Meine Schwägerin hat meinen Bruder in der Nacht, mit offensichtlich wahnsinnigen Schmerzen, in das nahegelegene

Kreiskrankenhaus einliefern lassen. Mit der Situation offenbar überfordert, verlegen sie ihn am nächsten Vormittag in die Uniklinik. Dort angekommen, so berichtet der Arzt, gab man ihm ein Schmerzmittel, woraufhin er sich relativ gut stabilisierte. Der Arzt verlässt das Zimmer nur kurz, um zu telefonieren und als er nach wenigen Minuten zurückkehrt, findet er meinen Bruder tot in seinem Bett. Jegliche Reanimations-Versuche sind erfolglos. Wir werden darauf vorbereitet, dass der Leichnam nicht besonders angenehm aussehe, da Christoph offensichtlich erstickt sei.

Der Anblick von Verstorbenen ist mir nicht fremd. Ich habe mehr als zehn Jahre als Messdiener Beerdigungen begleitet. Jedenfalls ist es üblich, dass der Pfarrer mit dem Messdiener vor der Trauerfeier den offenen Sarg besucht. So habe ich natürlich unzählige Bekannte, Nachbarn und befreundete Menschen aus der Stadt und den dazugehörigen Nachbardörfern zu ihrem letzten Platz begleitet. Noch dazu hatte unser Vater auf den Tag genau, 21 Monate vorher, auf ziemlich drastische Art und Weise sein Leben verloren. Bis zu diesem Zeitpunkt war meine Trauer um ihn, in keiner Weise gefühlt oder zugelassen, sondern tief in mir irgendwo vergraben. Mein Vater war zehn Jahre lang schwer krank und hatte die letzten drei Jahre zusehends mehr an Lebenskraft verloren, sodass wir täglich mit seinem Ableben rechneten. Seine letzten

Monate verbrachte er zu Hause in seinem eigenen Bett. Er war massiv abgemagert und durch die Chemo von giftgrüner Haut und tief liegenden schwarzen Augen gekennzeichnet. Blind, fast taub und durch permanente Morphingabe in einem Dauer Delirium. Nachts parodierte er Hitler Lieder aus seiner Jugendzeit und rief immer wieder aus: „Bringt mir endlich ein Bier, ich habe fürchterlichen Durst!" Als er dann endlich seinen Tod findet, sieht er, trotz seines Gesamtzustandes, durchaus entspannt und friedlich aus.

Doch hier in der Uni-Klinik öffnet der Arzt nun die Tür, mit einem Gesichtsausdruck der klar werden lässt, was ihn bzw. uns jetzt erwartet. Er geht voran und hält die Tür. Ganz langsam und in einer Art Gänsemarsch betreten die Anwesenden das Zimmer. Mein Magen, mein ganzer Körper krampft sich zusammen, während ich am Ende der Schlange von drinnen die ersten Geräusche vernehme, die deutliche Bestürzung klar werden lassen. In diesem Moment ist mein ganzes System auf Abhauen programmiert. Gleichzeitig ist mir klar, dass ich da jetzt durchmuss. Als ich den Raum betrete, sehe ich zuerst nur Rücken, da alle sich um das mittig stehende Bett verteilt haben. Ein nüchternes, weiß getünchtes Krankenzimmer, bis auf meines Bruders Bett leergeräumt, eine grelle Neonleuchte an der Decke. Es riecht wie in allen Krankenhäusern, die ich kenne, nach einer Mischung aus Schweiß,

Urin, Desinfektionslösung und Essen. Es sind nur Bruch-
teile von Sekunden, jedoch ist die fühlbare Energie hoch-
explosiv. Ich befinde mich in absolutem Alarmzustand.
Offensichtlich ist das um mich herum zu spüren, denn die
Schulter an Schulter stehende Menschenwand öffnet sich
wie von Geisterhand und ich stehe plötzlich vor allen anderen neben dem Bett. Schlagartig befinde ich mich wie
unter einer Glocke und nehme meine Außenwelt nicht
mehr wahr. Das Bild kommt zwar in meinem Gehirn an,
erinnert mich jedoch mehr an einen schlechten Horror-
film oder Krimi als an meinen Bruder, den ich ein paar
Tage zuvor in körperlich relativ guter, emotional allerdings desolater Verfassung mit den Worten: „Mach dir
keine Sorgen, alles wird gut!" verlassen hatte. Dieses Gesicht ist dunkelrot-blau gefärbt, verquollen, der Mund
halb offen, die dunkel geschwollene Zunge tritt hervor.
Brutaler Ausdruck von Angst, Schmerz und Qual ist wie in
einer Momentaufnahme in diesem Gesicht festgehalten.
Ganz deutlich spüre ich, wie die Schockstarre sich auflöst
und in blitzartiger Geschwindigkeit das Bild in meinem
Hirn endgültig ankommt. Es fühlt sich an, als ob ein Inter-
city durch das Zimmer rauscht und mir die Beine weg-
zieht. Wie ein Blitz schießt mein Körper vollkommen ge-
räuschlos senkrecht nach unten und nur ein paar Reflexe
sorgen dafür, dass beide angewinkelten Arme nach vorne
schießen und ich mit Ellenbogen und Kopf auf der

Matratze, links neben dem Becken meines toten Bruders lande. Ich kann mich nicht mehr genau erinnern, was aus mir herauskommt. Aber es sind laute Schreie, Verzweiflung, Schmerz. Es bricht aus mir heraus wie aus einem Vulkan. Überwältigend und unkontrollierbar. Der Arzt fragt: „Soll ich Ihnen ein Beruhigungsmedikament geben, damit Sie besser zurechtkommen?". Ich schreie ihn an: „Nein, lass mich in Ruhe, hau ab, ich will nichts!" Ich habe keine Ahnung wie viel Zeit vergeht, ob ich 10 Minuten oder 1 Stunde geschrien habe. Nach und nach verlassen alle das Zimmer bis auf Benno, der hinter mir steht, mich einfach nur hält. Mehrere Minuten, gefühlt. Still verlässt auch er den Raum. Jetzt bin ich mit der Leiche alleine. Ein Moment vollkommener Ruhe, eine kurze Phase und die nächste Welle überrollt mich. Ein Gefühl purer Verzweiflung, in der ich die Leiche anschreie: „Warum lässt du mich hier alleine mit dem ganzen Scheiß?" Ohne zu wissen woher oder warum diese Worte aus meinem Mund kommen.

Der Tod meines Bruders wirft mich vollkommen aus der Bahn. Ich bin der Einzige in der gesamten Familie, der völlig unkontrolliert reagiert. Ich frage mich auch Jahre danach noch, warum das so war.

Es vergehen noch 15 Jahre, bis ich darauf den Ansatz einer Antwort bekomme und erkennen muss: Mein Bruder hängt mit meinem Missbrauch zusammen!

Kapitel 8

Kinder, Kinder…

Eines Abends komme ich von der Arbeit und Bärbel ist ganz hibbelig: „Ich muss Dir was Wichtiges sagen!" Sie hält mir ein kleines Stück Papier unter die Nase, ein Schwarz-Weiß-Bild. Ihre Freude ist groß. Meine nach außen auch. Drinnen wächst sofort die Angst wieder. Diese dritte Schwangerschaft hält und Bärbel badet in der Aufmerksamkeit, die ihr jetzt als Schwangere zuteilwird. Mit jedem Tag, den ihr Bauch dicker wird, wächst meine Angst und Unsicherheit. Ständig kreisen in mir Gedanken und Gefühle wie: „Du bist noch zu jung!" oder „Du bist kein guter Vater!" oder „Deine Liebe reicht nicht für ein Kind!". Zudem nicht genug Geld, Haus zu klein usw. Bärbel trudelt in ihrem Hormoncocktail von himmelhoch jauchzend bis zu Tode betrübt in allen Facetten. Auch die Klassiker, wie nachts um zwei Uhr ungezügeltes Verlangen nach einem blutigen Steak… oder ich schieße los, um im nächsten Supermarkt sofort ein Kilo Vanilleeis zu besorgen, was bei ihr für Brechreiz sorgt, bis ich es endlich zu Hause habe. Dazu gesellen sich noch viele weitere ähnliche Storys. Begleitet von ungeahnten sexuellen

Begierden, die potenziell mit Fortschreiten der Schwangerschaft ansteigen und mich, der so etwas noch nie erlebt hat, in Angst und Schrecken versetzen. Völlig unwissend, jedes Mal mit dem Gefühl, das Kind dort drinnen verletzen zu können. Bärbel erzählt dem Frauenarzt meine Bedenken ihrer sexuellen Aktivitäten und ich werde ausgelacht statt schlicht aufgeklärt: „Na, da kann nichts passieren und dieses Verlangen ist bei schwangeren Frauen durchaus normal. Machen sie sich keine Sorgen!" Einerseits neugierig und andererseits erfüllt von Unsicherheit und Angst, bin ich bei jedem Untersuchungstermin im Schlepptau. Bärbel hat mit ihrer kindlich-naiven, offenen Art den Frauenarzt und die Hebamme ganz ordentlich um den Finger gewickelt. Eine Fähigkeit, die ich zu Anfang unserer Beziehung eher bewundere, weil sie wildfremde Menschen, die sie so trifft, auf der Straße einfach anspricht. Diese Befähigung stellt sich für mich im Laufe der Jahre aber als krankhaft dar, weil sie jeden Menschen wie eine Spinne in ihr Netz zieht. Aufgrund der vorangegangenen Fehlgeburten wird Bärbel gegen Ende der Schwangerschaft im Krankenhaus behalten. Als sich ein konkreter Geburtstermin herauskristallisiert, spricht Bärbel die Hebamme an: „An diesem Tag und die zwei darauffolgenden will ich das Kind auf keinen Fall entbinden, da drei direkte Familienmitglieder an diesen Tagen Geburtstag haben und ich meinem Kind einen eigenen Geburtstag wünsche!". Daraufhin schlägt die Hebamme ihr einen Termin vor, der Bärbel gefällt. An diesem Tag wird ihr morgens die Fruchtblase angestochen, um allen Eventualitäten vorzubeugen. Ich habe immer noch massive Angst davor Vater zu werden, geschweige mich überhaupt mit dieser Thematik zu beschäftigen. Es fehlt mir einfach Wissen, Bewusstsein und Verantwortungsgefühl, sodass ich mich nicht in diese Diskussion einklinke und die Frauen einfach machen lasse. Bärbel hat die Entscheidung für sich gefällt und da ich nie eine eigene Meinung habe und zu allem JA sage, geht die gesamte Verantwortung an die Hebamme. Trotz der angestochenen Fruchtblase bewegt sich stundenlang nichts. Am späten Vormittag wird dann ein Wehen-Cocktail angehängt, um den Geburtsprozess zu beschleunigen. Nachdem die Hebamme feststellt, dass zwar die Wehen immer stärker werden, aber der Muttermund sich nicht im gleichen Verhältnis öffnet, tauscht sie den Tropf gegen einen Wehen-Hemmer aus. Diese Mischung wiederum, bringt Bärbels Kreislauf vollkommen aus dem Gleichgewicht und der Frauenarzt wird gegen Abend gerufen und zurate gezogen. Er ist ein erfahrener älterer Herr, der sehr viel Ruhe und Gelassenheit ausstrahlt. Der Arzt schaut sich die Sache lange an, er versucht Bärbel und die Hebamme zu unterstützen, wirft sich mit seinem gesamten Gewicht auf den Bauch, schiebt und drückt das Kind von oben und bringt all seine Erfahrungen mit ins Spiel. Nach mehreren Stunden harter Arbeit sind Mutter und Kind vollkommen am Ende ihrer Kräfte und die Herztöne des ungeborenen Babys werden schwächer, sodass die Entscheidung fällt, jetzt doch einen Kaiserschnitt vorzunehmen. Bis zu diesem Zeitpunkt war es, zumindest aus meiner Sicht, relativ ruhig und locker. Doch jetzt bricht eine fürchterliche Hektik aus. Alles muss schnell gehen, da durch den Medikamentencocktail der Kreislauf der Mutter völlig in den Keller fährt. In aller Eile wird eine PDA gesetzt. Ich darf zwar mit in den OP, allerdings wird eine Sichtschutzwand in Brusthöhe montiert, sodass der Blick verdeckt ist. Ich sitze nun aufgeregt, neugierig und Händchen haltend hinter der Wand und denke: „Verdammt, so habe ich mir das nicht vorgestellt! Ich will doch sehen wie mein Kind geboren wird!"... Irgendwann stehe ich auf, um einen Blick über die Wand zu erhaschen, und just in diesem Moment reißt der Arzt mit beiden Händen die Bauchdecke auf – krratschhh...spürt meinen Blick und schaut auf. Er sieht mir direkt in die Augen und schreit mich an: „Sofort hinsetzen!" Oh ha, wirklich kein schöner Moment. Mir wird ein bisschen mulmig, ob des in meinem Kopf noch vorhandenen Bildes. Dann hören wir ein jämmerliches Schreien und der Arzt naht mit den Worten: „Ein gesundes Mädchen! Glückwunsch..." hinter dem Vorhang hervor und drückt mir dieses zarte, zerknautschte, schreiende Bündel in den Arm. Hanna ist geboren! Wie betäubt halte ich dieses warme schreiende Knäuel auf meinem Arm, voller Angst etwas kaputt zu machen, es zu verletzen oder zu zerdrücken. Ich habe schon ganz viele Babys auf meinem Arm gehabt, mehrere Neffen und eine Nichte aus der eigenen Familie, sowie sicherlich das eine oder andere Baby von Bekannten oder Freunden, aber das hier ist etwas anderes. Die Hebamme schiebt mich mit Kind aus dem OP und begleitet mich per Fahrstuhl in die Geburts-Station, wo die kleine Maus für nächtlichen Aufruhr sorgt, weil sie unaufhörlich schreit. Die Hebamme versorgt sie mit dem Notwendigsten und gibt sie mir wieder auf den Arm, bringt mich ins Zimmer, wo ich nun mit einem furchtbar plärrenden, frischgeborenen Baby auf dem Arm, alleine und etwas überfordert ausharre und sie unaufhörlich anschaue. So zart und filigran, vollkommen zerknautscht und faltig. Ich habe nicht die blasseste Ahnung - und in diesem Moment gar nicht darüber nachgedacht — wie viele Stunden das arme Kind durch künstliche Wehen, Medikamente, Schmerzmittel, Fruchtblase anstechen, drücken auf den Bauch, usw. gequält, gequetscht und verformt wurde! Es müssen unfassbare Qualen sein, die ein ungeborenes Kind in dieser Zeit erleidet. Ein unbeschreiblicher Gefühlscocktail saust durch meinen Körper. Mein Herz rast, mein Kopf raucht. Ich habe sowas ähnliches wie Schmetterlinge im Bauch und Tränen schießen mir unkontrolliert in die Augen. Ich habe dieses Gefühl noch niemals in meinem Leben vorher gefühlt und kann es überhaupt nicht deuten. Ich weiß nichts damit anzufangen.

Ich quelle über vor Glück, Tränen laufen über mein Gesicht. Sie ist so zart, so klein, so verletzlich. Ich habe unendliche Angst ihr versehentlich wehzutun. Dabei habe ich das Gefühl als schwebe sie auf meinem Arm, da ich mich gar nicht getraute sie zu berühren. Gedanken schießen durch meinen Kopf: „Ach Gott, was für ein Wunder der Natur. Ein Stück von mir".

Es hat tatsächlich 15 Jahre gedauert, bis ich dieses unbekannte Gefühl in einem Wort zusammenfassen konnte. Heute weiß ich das Gefühl heißt: LIEBE. Zum damaligen Zeitpunkt ist mir selbst nicht aufgefallen, dass ich dieses Gefühl Bärbel gegenüber nie gefühlt habe. Mir ist heute vollkommen bewusst, dass ich das Gefühl der Mutter meiner Kinder gegenüber nie empfinden konnte. Zum einen, weil ich sie nie wirklich begehrenswert fand und von mir aus wollte, nur nicht NEIN sagen konnte, zum anderen, weil es mich in dieser mehr als 20 Jahre andauernden Beziehung nicht als Individuum mit eigenen Bedürfnissen und Wünschen gegeben hat. Ich habe mich zu Beginn unserer Beziehung immer auf das Geschwätz von anderen

Menschen, besonders meiner Mutter, verlassen: „Das wächst schon zusammen, ihr gewöhnt Euch aneinander!"

Ich weiß heute: Entweder Liebe ist sofort da, oder sie ist nicht da. Dann kommt sie aber auch nicht durch aneinander gewöhnen, vollkommener Quatsch!
Ich trug bis vor kurzem noch die tiefe unbewusste Überzeugung in mir, dass mir das Leben mit den damit verbundenen Freuden eigentlich verboten ist. Immer, wenn ein Ansatz von Glück in meinem Leben ankommen wollte, habe ich selbst dafür gesorgt, dass es zerstört wird. Sei es, dass, wenn mal ein bisschen Geld übrig war, dieses postwendend in die Begleichung von Schäden, Unfällen, Strafzetteln und dergleichen floss. Oder, dass ich mit meinen unbewussten Selbstsabotageprogrammen, Krankheiten, Dramen, Verlust oder depressive Verstimmungen regelmäßig in mein Leben zog.
Ich hatte mich zu 100 % mit dem Leben dieser Frau identifiziert, da ich kein eigenes kannte und keine innere Referenz dafür in mir vorhanden war. Mein eigenes Leben existierte weder vorher, noch in dieser ganzen Beziehung.
Ich habe mich immer voll und ganz auf die jeweils in mein Leben tretende Person eingestellt, deren Gefühle gefühlt und deren Bedürfnisse erfüllt, weil ich meine eigenen Bedürfnisse weder jemals gekannt noch in irgendeiner Weise zum Ausdruck gebracht habe. Mich immer und

jederzeit nach den Wünschen und Bedürfnissen anderer Menschen, insbesondere nach denen meiner Frau und denen unserer Kinder, gerichtet. Sie will Kinder, also kriegen wir Kinder, obwohl ich mit ihr gar keine will und unglaubliche Versagensangst davor habe. Es ist ein unbeschreiblicher Zwiespalt in dem ich mich jetzt befinde, weil ich, bevor mein erstes Kind geboren wurde, aus Unwissenheit davon ausging, diese Frau zu lieben. Ich hatte Angst davor, Vater zu werden, weil es mir unmöglich erschien das Bisschen, was ich als Liebe interpretierte, auch noch teilen zu müssen. Jetzt, mit diesem wundervollen zarten Wesen auf dem Arm und diesem großen Gefühl der Wärme und echter Zuneigung in mir, erscheint es mir vollkommen unmöglich dieses Gefühl durch zwei zu teilen, aber mein Wissen und Bewusstsein reichte zu diesem Zeitpunkt noch nicht aus, um zu erkennen, dass ich dieses Gefühl nur für das Kind und nicht einmal im Ansatz für die Mutter empfinde.

Ich weiß heute, dass in der ersten Stunde nach der Geburt der sogenannte Bonding-Reflex zwischen Mutter und Kind entsteht. Der bei der ersten Tochter, aus gegebenem Anlass, zwischen Vater und Tochter aufgebaut wurde, da die Mutter ja noch im OP war. Ich bin mir bewusst, dass ein Vater niemals die fehlende Mutter ersetzen kann und somit im Kind auch ein Bindungstrauma entsteht, wenn es nach der Geburt plötzlich die Stimme, den Atemrhythmus, den Herzschlag der Mutter mit einem Mal nicht mehr wahrnehmen kann. In der Natur würde ein Säugling unter diesen Umständen sterben. Um das Überleben sicher zu stellen, ist der Bindungspart direkt nach der Geburt bei allen Säugetieren deshalb essentiell.

Bis zu diesem Zeitpunkt ist es für mich das wundervollste, schönste, wärmste Gefühl, das ich jemals gespürt habe! Es dauert mehr als ein Jahrzehnt, bis ich lernen darf, dass dieses wundervolle große Gefühl wahre, bedingungslose Liebe ist. Ich weiß nicht, wie lange ich in diesem Gefühl badend, diesen wundervollen kleinen Menschen, meine Tochter, in den Armen halte, bis die Mutter mit dem wieder zugenähten Bauch zurückgebracht wird, um ihr Baby in Empfang zu nehmen. Die kleine, zarte Maus beschäftigt sich jetzt erst einmal mit der Mutterbrust und unterbricht ihr herzzerreißendes Schreien nun zum ersten Mal. Vollkommen erschöpft nach diesem Marathon, fahre ich nach Hause, um mich auszuruhen und ein wenig zu schlafen.

Zu Zeitpunkt der Geburt von Hanna bin ich in einer großen Werbefirma angestellt, die ihr Personal noch mit Lohnschecks bezahlt. Die Krux ist allerdings, dass diese jeden Monat regelmäßig ungedeckt sind. Somit stehe ich unter massivem Druck und bin permanent gestresst. Dazu kommt, dass das frisch renovierte Bauernhaus aus zwei

Zimmern, Küche, Bad besteht und überhaupt keinen Platz für ein Kind, noch weniger für mehrere Kinder, bietet. So entsteht der Plan, das Haus zu erweitern und zu vergrößern. Dem steht allerdings die besitzergreifende und herrische Schwiegermutter im Weg. Nach langen, Kräfte zehrenden Verhandlungen und der Drohung das Haus zu verlassen, um ein eigenes zu kaufen oder zu bauen, gibt sie schließlich nach, und es wird eine notarielle Teilung veranlasst. Wir nehmen einen Kredit auf und ein befreundeter Architekt wird mit der Planung beauftragt. Im Sommer 2000 beginnen die Arbeiten. Da ich vieles selber und häufig alleine mache, zieht sich die Aktion eine gefühlte Ewigkeit hin.

Es geschieht an einem Samstag, im November 2001 - mitten in den Umbaumaßnahmen. Ich habe viele Helfer und Mitarbeiter im Haus. Plötzlich kann ich mich nur noch eingeschränkt bewegen. Es fängt in den Händen an, breitet sich schließlich über den gesamten Körper aus und fühlt sich an, als ob mir langsam der Strom ausgeht. Ich bewege mich wie ein rostiger Roboter. Das Ganze beginnt so kurz nach Mittag und mit jeder Minute nehmen die Schmerzen zu. Diese werden so stark, dass ich abends meinen Hausarzt anrufe, der mich in seine Praxis bittet, um mir eine geballte Ladung Cortison zu spritzen.

Am Montag darauf beginnt eine Odyssee durch alle möglichen medizinischen Instanzen. Die Mediziner sind sich einig, dass es sich um einen plötzlich aufgetretenen Rheumaschub handelt, für den es allerdings bis heute keine medizinische Erklärung gibt. Dieses Phänomen verschwindet genauso plötzlich, wie es gekommen ist.

Auch hier braucht es Jahre, um hinter das Geheimnis zu kommen, warum mein Körper ganz plötzlich solche Symptome zeigte. Rheuma, ganzheitlich gesehen, heißt: Wut gegen sich selbst. Ich will dieses Haus nicht... lasse mich breitschlagen... mein Körper quittiert das auf seine Weise. Ich schaffe es nicht, mich abzugrenzen, meine eigenen Bedürfnisse zu äußern. Ich bin gefangen in mir selbst, also muss mein Körper mir das so verdeutlichen. Es ist das Gefühl, erstarrt und unbeweglich zu sein. Was ich innen nicht bereit bin, oder in der Lage bin, zu fühlen, lässt mein Körper mich auf schmerzliche Art und Weise spüren.

Bärbel hingegen, geht in ihrer Mutterrolle vollkommen auf. Sie lässt Hanna nicht eine Sekunde aus den Augen und gibt sie auch nicht aus der Hand. Kaum einer findet das unnormal. Mir wird schnell klar, dass das nicht wirklich nur Mutterliebe alleine sein kann, denn selbst ich habe anfangs das Problem mein Kind in den Arm nehmen zu dürfen. Da dieses zarte, hilflose Wesen allerdings nahezu unterbrochen schreit, erübrigt sich diese Frage relativ zeitnah, wer sich um das Kind kümmert. Aufgrund von massivem Schlafmangel und Bärbels Schwerhörigkeit, kommt es oft vor, dass sie Hanna nachts gar nicht weinen hört. Also stehe ich auf, um sie zum Stillen ins elterliche Bett zu legen. Wir tragen das dauerhaft schreiende Kind in der Nacht stundenlang abwechselnd durchs Haus, mal auf den Rücken klopfend, mal hüpfend oder schaukelnd, bis wir die passende Technik herausfinden, die, zumindest ansatzweise, zur Beruhigung dient. Sobald Hanna jedoch eingeschlafen ist und wir die Idee hegen, sie ins Bett zu legen, fängt sie sofort wieder an zu schreien. Eine mehrere Monate andauernde Tortur, begleitet von Blähungen und sonstigen Verdauungsproblemen.

Heute weiß ich, dass die Arme bei der dramatischen Geburt eine Verschiebung des ersten Halswirbels erlitten hat. Ich lerne die Auswirkungen davon erst kennen, als das Mädchen bereits acht Jahre alt ist. Mehrere Jahre knirscht Hanna nachts so stark mit den Zähnen, dass wir es durchs ganze Haus hören und alle ihre Milchzähne fast komplett abgeschliffen sind. Nach der Korrektur ihres ersten Halswirbels, durch einen Atlasprofilax®-Fachmann, knirscht sie nie wieder mit den Zähnen!

Trotz den Herausforderungen, die Hanna an die Mutter stellt, ist Bärbel immer noch völlig euphorisch und will nie wieder etwas anderes, außer Mutter sein. Ein gutes Jahr später überbringt sie mir, die für sie erfreuliche Nachricht: „Ich bin wieder schwanger!" Und wieder überfallen mich schlagartig große Wellen der Angst und Panik. Um sie glücklich zu machen bzw. Ihr Glück nicht zu trüben, äußere auch ich Freude – der Schein wird nach außen hin gewahrt. Das gleiche Bild: Mein Herz schreit NEIN, mein Mund lächelt JA. Zum dritten Mal verliert sie das Baby nach nur wenigen Wochen. Ich spüre schon wieder Erleichterung, denn ich zweifele sehr daran, ob ich in der Lage bin, die Liebe, die ich für meine Tochter empfinde, mit einem weiteren Kind teilen kann. Diese Liebe noch verdoppeln zu können, damit auch ein weiteres Kind in den Genuss kommt, war vollkommen außerhalb meiner Vorstellungskraft.

Bärbel versinkt in depressiver Stimmung und Trauer. Der Arzt forderte sie nachdrücklich auf, ein Jahr lang nicht schwanger zu werden, um erst einmal all die Emotionen und Gefühle aufzuarbeiten und dem Körper eine Ruhepause zu gönnen. Doch wenige Monate danach überraschte sie mich erneut mit einer Schwangerschaftsnachricht. Da zum schwanger werden immer zwei gehören, steht jetzt tatsächlich die Frage im Raum, wie zwei erwachsene Menschen trotz dringender Ratschläge des Arztes in einer Situation völliger Überforderung, eine fünfte Schwangerschaft zulassen können.

Im Rückblick auf diese Zeit, ist mir heute sehr wohl bewusst, dass ich damals nicht annähernd in der Lage war, eigene Verantwortung zu übernehmen, noch die Fähigkeit besaß, eigene Entscheidungen zu fällen. Ich setzte eins zu eins alle Wünsche und Vorstellungen um, die Bärbel in den Sinn kamen. So musste ich mich nicht mit meinen eigenen weggeschlossenen Gefühlen und verborgenen Traumata auseinandersetzen.

Nach wenigen Wochen traten die ersten Probleme in der Schwangerschaft auf. Schmerzen, Kreislauf, Zwischenblutungen. Der Arzt stuft die werdende Mutter als problematische Risikoschwangere ein und verordnet strenge Bettruhe. Trotzdem zeichnen sich von Beginn an massive Schwierigkeiten wie Zwischen-Blutungen, Schmerzen und vorzeitigen Wehen ab, die erneut zum vorzeitigen Abbruch dieser Schwangerschaft führen können. So entscheidet der Arzt, dass Bärbel nun den Rest der Schwangerschaft im Liegen verbringen soll. Ich lasse mich über die Krankenkasse vom Job freistellen, um für die kleine Hanna da zu sein und den Haushalt zu managen. Bärbel verbringt wieder viele Wochen im Krankenhaus und ist unter ständiger Beobachtung. Der errechnete Geburtstermin soll Anfang Mai 2002 sein, jedoch bekommt sie im März vorzeitige Wehen, was sie der Krankenschwester abends mitteilt. Diese legte den Wehen-Schreiber offensichtlich falsch an und sagte ihr: „Stellen sie sich mal nicht so an… das können keine Wehen sein! Der Schreiber zeigt nichts an!" So liegt sie eine ganze Nacht unter starken Schmerzen im Bett und rührt sich nicht mehr. Als am nächsten Morgen der Frauenarzt zur Visite kommt, berichtet sie ihm von dem Vorfall und der Aussage der Krankenschwester. Der Arzt ist sehr ungehalten und schimpft mit ihr: „Verdammt noch mal, sie haben doch schon ein Kind, sie sollten doch wissen, wie sich Wehen anfühlen. Lassen sie sich doch nicht von der Schwester ins Boxhorn jagen!" Bärbel erwidert: „Letztes Mal hatte ich einen Wehen Tropf und dann den Kaiserschnitt!" Die folgende Untersuchung ergibt, dass der Muttermund schon mehrere Zentimeter eröffnet und die Geburt bereits so weit fortgeschritten ist, dass er sie mit seinen Mitteln nicht mehr zurückhalten kann. Der Arzt teilt ihr sodann folgendes mit: „Diese Verantwortung kann ich nicht mehr übernehmen. Ich verlege sie mit dem Rettungsdienst auf schnellstem Weg in die Uniklinik!" Mit erstickter Stimme ruft sie mich an und teilt mir mit, dass sie jetzt quasi notfallmäßig in die Uniklinik verlegt wird. Jetzt muss alles sehr schnell gehen! Ich packe zu Hause zusammen was notwendig ist, und fahre Hanna zu den Schwiegereltern, damit ich schnellstmöglich in die Klinik komme, um Bärbel und dem Baby beizustehen. Hanna schreit ganz fürchterlich, weil sie nicht bei der Oma bleiben will. Das ist ein Moment, der mir wirklich das Herz bricht, weil ich sie so gut verstehen kann. Zum einen, weil ich mich auch nicht freiwillig in der Nähe der Schwiegermutter aufhalten mag, zum anderen, weil ich als Vater unbedingt alles daransetze, um mehr für meine Kinder da zu sein als mein eigener Vater für mich. So lasse ich sie mit einem ziemlich beschissenen Gefühlsmix aus Schuld, Scham, Hilflosigkeit und Trauer zurück und rase in die Klinik, wo ein ganzer Stab von Ärzten inklusive Hebamme, mit allen Mitteln versuchen, diese Geburt zu verhindern. Die Situation zieht sich solange hin, dass durch die Schichtwechsel letztendlich drei Hebammen daran beteiligt sind. Alle medizinischen Maßnahmen bleiben ohne Erfolg, sodass am Abend des gleichen Tages mein Sohn Jan unter ziemlich dramatischen Umständen geboren wird. Wieder mal ein fürchterlich hektisches Erlebnis. Jan kommt auf natürlichem Weg zur Welt, ist dafür aber spindeldürr und am ganzen Körper dunkelblau angelaufen, sodass die Hektik noch viel größer wird und wir unser Kind überhaupt nicht zu Gesicht bekommen. Er wird umgehend auf die Frühgeborenen-Intensivstation gebracht und mit Sauerstoff versorgt. Nach Berechnungen der Ärzte war dies zum Zeitpunkt der erste Tag der 34. Woche, also 7 Wochen zu früh. Jans Lunge ist vollkommen unterentwickelt und so geht es wochenlang um Leben und Tod. Man sagt uns, dass er vor, während oder nach der Geburt einen Sauerstoffmangel erlitten habe, sodass er wohl Schäden mit unbekanntem Ausmaß davonträgt. Ich kann meine Gefühle überhaupt nicht beschreiben! Das vollkommene Gegenteil von dem, als ich die kleine Hanna auf dem Arm hatte! Die Ärzte sagen: „Macht Euch nicht zu viele Hoffnungen, wir können nichts versprechen!" Ich sehe meinen Sohn vor mir in einem Glaskasten liegen, mit vielen Kabeln und Schläuchen, blinkenden und piepsenden Apparaten um das Bettchen, mit hektischem Personal, welches andauernd an ihm herumfuchtelt. Ich darf ihn nicht einmal anfassen, kann keine Bindung zu ihm aufbauen und keine Nähe. Wir dürfen ihn nicht auf den Arm nehmen. Es ist eine dramatische Mischung aus Angst, das Kind zu verlieren, ohne es je gehalten zu haben und Trauer, manchmal Wut, über die ganze Situation. Es reißt mein Herz in Stücke. Bärbel darf einmal am Tag den Versuch starten ihn zu stillen. Natürlich kann das unter diesen Bedingungen nur in die Hose gehen.

Sie pumpt die Milch ab und er bekommt diese über eine Sonde zugeführt. Ein riesiges Drama, das hier zu weit führen würde. Nur vielleicht soviel dazu, dass Jan daraufhin später kein natürliches Sättigungsgefühl aufbauen kann.

Als ich nach ein paar Jahren seine Geburtsakte aus der Klinik einsehen will, wird mir gesagt, diese sei verschwunden, falsch abgelegt oder wie auch immer, unter die Räder gekommen.

Jahre später habe ich erfahren, dass Jan vermutlich durch eine Pneumokokken-Impfung, die wohl aus „Sicherheitsgründen" routinemäßig bei allen Frühchen vorgenommen wird, einen Schlaganfall erlitten habe. Die Info stammt allerdings nicht von den behandelnden Ärzten. Medizinisch und rechtlich ist so etwas in unseren Breitengraden kaum nachweisbar, denn es scheint wohl einem Spießruten-Lauf gleichzukommen, einen Gutachter finden zu wollen, der in ein solches Wespennest stechen würde. Zumindest weist eine eindeutig auf dem CT nachgewiesene Narbe in einem spezifischen Hirnareal eindeutig auf einen Hirninfarkt hin und nicht auf einen generalisierten Sauerstoffmangel während der Geburt. Auch der Zugriff auf bestimmte kognitive Leistungen wäre bei einem Sauerstoffmangel nicht möglich. Das Bewegungsverbot der Mutter während der Schwangerschaft, der lange, dramatische Geburtsprozess als auch die Trennung und notfallmäßige Versorgung im Brutkasten über Wochen hinweg haben verhindert, dass Jan während der Schwangerschaft im Rahmen seiner neurologischen Entwicklung die nötigen frühkindlichen Reflexe ausreichend ausbilden und später durch eine natürliche Geburt und gute, sichere Bindung mit der Mutter entsprechend hemmen konnte. Einfacher ausgedrückt, trägt das Kind auf emotionaler, seelischer, geistiger und körperlicher Ebene die Folgen eines komplexen vorgeburtlichen, durch die Geburt selbst ausgelösten und nachgeburtlichen Traumas in sich.

Irgendwo in dieser Zeit fällt der, vorher so unglaublich glücklichen Mutter, plötzlich zu Hause die Decke auf den Kopf und sie geht auf meinen Vorschlag hin, mit einer Freundin regelmäßig in umliegende Discos. Nach einer gewissen Zeit bildet sich ein Quartett aus vier Frauen mit den gleichen Vorlieben. Bärbel entdeckt eine Dorf-Party-band für sich, der sie in großem Umkreis von Gig zu Gig nachreist.

Hausarbeit ist nie ihre Stärke und wird mit zunehmender Mutterschaft immer weniger ausgeübt.

Sie hat sich vier Kinder in den Kopf gesetzt und ist eigent-lich, wenn ich es ganz ehrlich betrachte, mit einem Kind schon völlig überfordert. Trotzdem bleibt eine ihrer Wunschvorstellungen und Aussagen, dass sie am liebsten den Rest ihrer Tage schwanger sein möchte. Und obwohl Jan durch seine gesundheitlichen Probleme massiv mehr Raum einfordert, was eine Zunahme an Zeit und Organi-sation bedeutet, wird sie nicht lange danach ein weiteres Mal schwanger. Ihre Aussage dazu: „Ich will endlich mal eine normale Geburt erleben!"

Diese Schwangerschaft verläuft auch einigermaßen prob-lemlos. Ende des Jahres 2003 wird mir allerdings meine Kündigung zugestellt, das Unternehmen ist nun final pleite. Im Januar 2004 kommt meine zweite Tochter Lena zur Welt, und ab Februar bin ich arbeitslos. Trotz reger Bemühungen finde ich keinen Job,und mir wird langsam heiß und kalt bei dem Gedanken, dass ich nun für drei Kinder und eine Ehefrau finanziell sorgen darf und noch den Kredit bedienen muss, der erst seit drei Jahren läuft und auf 18 Jahre ausgelegt ist!

Kapitel 9

Auf und Ab

Auf Drängen des Arbeitsamtes beginne ich mich nun aus der Not heraus auf meine Selbstständigkeit vorzubereiten. Ich muss diverse Schulungen und Kurse besuchen, unter anderem einige IT-Fortbildungen. In einem Excelkurs sitzt neben mir am PC eine hübsche junge Dame, mit der ich in der Pause ins Gespräch komme. Wir unterhalten uns sehr nett und sie berichtet mir von einer ganzheitlich wirkenden manuellen Faszien Technik, die sie gerade erlernt. Ihre Geschichten dazu klingen sehr beeindruckend und es macht mir große Freude, ihr zuzuhören.

In diesen Tagen wird der Druck aus Kredit, Arbeitslosigkeit, Hausbau und der Geburt des dritten Kindes so groß, dass ich nach 15 Jahren dauerhafter Rückenprobleme jetzt einen Bandscheibenvorfall erleide. Als ich morgens aus dem Bett steige, falle ich wie ein nasser Sack um, weil ich in beiden Beinen kein Gefühl und keine Kraft habe. Ich melde mich beim Arbeitsamt krank. Mein genialer Hausarzt, der mich mittlerweile seit vielen Jahren kennt, schreibt mir ohne großes Nachfragen die nötige Krankmeldung. Ich sage ihm am Telefon nur, dass ich nicht in die Praxis kommen kann. Hätte ich einen anderen Arzt aufgesucht, wäre ich vermutlich sofort in ein Kranken-haus eingewiesen und operiert worden. Allerdings war ich in dieser Situation aufgrund der Erzählungen meiner Kurskollegin das erste Mal in meinem Leben davon über-zeugt, keinen Arzt konsultieren zu wollen. Ich greif zum Telefon und rufe die junge Dame an, die sich sofort bereit erklärt, zu helfen. Ich brauche alleine eine Stunde, um meine Hose anzuziehen! Auf dem Weg zu ihr muss ich mich mehr oder weniger auf allen vieren fortbewegen, dennoch fahre ich mit dem eigenen Auto dort hin. Ich weiß nicht mehr wie ich dies geschafft habe, schließlich hätte ich mit tauben Beinen im Notfall nicht einmal brem-sen können! Dort angekommen, befördert mich die ange-hende Körper-Entspannungstherapeutin mich auf eine Behandlungsliege und arbeitet mit ganz sanften Griffen gezielt an verschiedenen Punkten des Körpers. Ich spüre nicht viel von dem was sie mit mir macht. Allerdings pas-siert in meinem Körper eine ganze Menge. Es ist schwer mit Worten zu beschreiben, wenn man so etwas noch nicht selbst erlebt hat. Jedenfalls stehe ich nach einiger Zeit von der Liege auf, als ob nie etwas gewesen wäre! Aufrecht und komplett schmerzfrei verlasse ich ihre Pra-xis! Nicht nur ich selbst staune über dieses Erlebnis, mein gesamtes Umfeld ist vollkommen ungläubig über meine anschließende begeisterte Erzählung. Aus dieser Begeg-nung wächst mein Vertrauen in diese Regina. Wir

verstehen uns gut und unterhalten fortan eine freund-
schaftliche B2B-Beziehung zueinander. Ich erstelle für sie
diverse Werbematerialien, in meiner frisch eröffneten
Werbefirma, und sie befreit mich immer wieder mal von
diversen körperlichen Blessuren oder Blockaden.
Irgendwann im Verlauf der ersten Jahre meiner Selbstständigkeit wird mir eine Knochenmarkprobe aus dem
Beckenknochen entnommen, da der Hausarzt immer
noch auf der Suche nach den Ursachen meines vermeintlichen Rheumaschubes von 2001 ist. Aufgrund meiner
körperlichen Symptome und der Familiengeschichte,
überweist er mich an den Onkologen, der sowohl meinen
Vater als auch meinen Bruder Christoph schon in Behand-
lung hatte, um eine Ausschlussdiagnose zu erstellen. Die
Probe wird mit einem Hohlstempel aus dem Beckenknochen gebohrt, ganz bestimmt eine der unangenehmsten
Untersuchungen, die ich in meiner Krankenakte zu ver-
zeichnen habe! Der Onkologe findet zwar nichts, sagt mir
aber beim Ergebnis-Gespräch: „Aufgrund ihrer Vorge-
schichte müssen wir das jetzt mindestens 1x pro Jahr wiederholen!" Ich gebe ihm zur Antwort: „Entschuldigen Sie,
aber Sie können vergessen, dass ich mich für Ihre For-
schungszwecke zur Verfügung stelle, nur weil in meiner
Familie zwei Personen Krebs hatten! Solange es mir gut
geht, sehen Sie mich sicher nicht wieder!"

Nach der Geburt des dritten Kindes stelle ich zunehmend mehr fest, dass Bärbel mit dem Haushalt, den Kindern und der Organisation des Alltages komplett überfordert ist. Dennoch hält sie an dem Wunsch eines vierten Kindes fest. Jetzt hält mein System eine weitere Herausforderung dieser Art allerdings nicht mehr aus und ich komme endlich ins Handeln. Aus der wahrgenommenen Bedrohung eines weiteren, von mir nicht gewollten Kindes, ziehe ich für mich die Notbremse und setze im Herbst 2004 eine Vasektomie durch. Dies bespreche ich mit meinem Hausarzt und er empfiehlt mir einen Urologen zur Umsetzung. Unfassbar finde ich immer noch, dass in Deutschland die Ehefrau dazu mitunterschreiben muss! Das hat mich wirklich sprachlos gemacht, denn wenn eine Frau sich sterilisieren lässt, fragt im umgekehrten Falle keiner danach. Jedoch ist meine Angst davor, dass sie wirklich ein viertes Kind will, und ich es wieder nicht schaffe, nein zu sagen, so groß, dass ich lieber diese OP über mich ergehen lasse.

Meine Selbstständigkeit funktioniert zwar, allerdings bin ich nicht wirklich in der Lage alles strukturiert zu organisieren. Neben meinem Firmenaufbau fordert Bärbel ständig meine Unterstützung in Haushalt und der Kinderbetreuung mit ein. Sie sieht sich weder in der Lage, mit den Kindern alleine zu einem Arzt zu fahren noch alleine mit den Kindern einkaufen zu gehen. Auf Drängen von Bärbel verbringe ich in dieser für mich unternehmerisch noch unsicheren Zeit, mit meiner Familie einen Urlaub auf Djerba. Hier entwickele ich eine so massive Stirnhöhlen-entzündung, dass ich ernsthaft davon ausgehe, den Rück-flug nicht zu überleben. Mein Schädel ist so voller Eiter, dass ich das Gefühl habe zu explodieren. Ich habe keine Ahnung, wie ich den Luftdruck in der Flugzeugkabine auf dem Heimflug überstehen soll! Mit Schmerzmitteln und einem fragwürdigen Antibiotikum aus einer afrikanischen Apotheke überstehe ich den Flug einigermaßen. Zu Hause angekommen, finde ich heraus, dass das mir verabreichte Medikament eines gegen Nierenbecken-Entzündung war. Mein Hausarzt flickt mich wieder zusammen, allerdings kann ich meine geplanten Arbeiten nicht direkt wieder aufnehmen und verliere dadurch einen großen Auftrag.

Im Jahre 2006 erhalte ich zwei große Aufträge im Zuge der Fußball WM in Deutschland, die ich unmöglich alleine be-wältigen kann. So hole ich immer mehr meinen ehemali-gen Arbeitskollegen ins Boot, mit dem ich in der Ausbil-dung immer wieder mal von einem gemeinsamen Unter-nehmen geträumt habe. Im Frühjahr 2007 gründen wir eine GbR, und wenige Monate später muss ich an einer Steißbeinfistel operiert werden. Der Heilungsverlauf ist schwierig, sodass aus medizinischer Sicht eine zweite

Operation nötig wird. Diese Wunde benötigt ein ganzes Jahr bis sie vollständig zugeheilt ist. In dieser Zeit bin ich erneut beruflich nur eingeschränkt einsatzfähig.

Heute weiß ich, dass eine Steißbein-Fistel, aus ganzheitlicher Sicht betrachtet, aus Angst Altes loszulassen entsteht. Wieder schaffe ich es nicht, meine eigene Grenze zu ziehen, meinen eigenen Weg zu gehen. Ich passe mich dem Kollegen genauso an, wie zuvor Bärbel. Der ganze Betrieb funktioniert nur, weil ich zu allem Ja & Amen sage und keine eigene Meinung äußere, statt endlich klar auszudrücken, was ich will. Damals habe ich absolut keine Ahnung, warum mein Körper schon wieder solche Kapriolen schlägt.

Mit Gründung dieser GbR werde ich zum Sklaven in meinem eigenen Unternehmen. Ich verbringe bis zu 18 Stunden täglich an meinem Schreibtisch. Nach ziemlich genau drei Jahren erscheint eines morgens mein Kompagnon im Büro und schreit mich an, er sei nicht bereit so weiterzumachen. Er würde bis nachts um eins sitzen und Rechnungen schreiben, sowie alle Montagen vorbereiten, und er hat nicht das Gefühl, dass ich ihn gleichwertig unterstütze. Jede Geschichte hat ja bekanntlich zwei Seiten: Ich bin üblicherweise morgens um drei ins Büro gefahren, weil ich nachts nicht schlafen konnte. Da ist dann der

Stuhl vom Kollegen vielleicht noch warm. Dieser wiederum kommt allerdings üblicherweise morgens erst gegen halb neun oder später ins Büro. Um die Uhrzeit ist das Montage-Team schon zwei Stunden unterwegs und die Werkstatt-Mitarbeiter schon in vollem Galopp. Aufgrund meiner Unfähigkeit mich durchzusetzen, vor allem gegenüber Menschen, die vermeintlich stärker sind als ich, unterwerfe ich mich dem Kollegen, statt auf Augenhöhe mit ihm zu agieren. Diese Auseinandersetzung bzw. die Anschuldigung seitens meines Partners kam für mich vollkommen unerwartet und plötzlich, jedoch sicherlich nicht grundlos. Es gehören immer zwei zu einer Beziehung und ich sehe heute ganz klar meine Defizite im Verhalten und meiner Kommunikationsfähigkeit in dieser Zeit. Letztendlich habe ich zwar Unmengen Zeit in der Firma verbracht, aber sicher nicht durchgehend effektiv gearbeitet. Trotzdem wollte ich abends zwischen 18 und 22 Uhr, je nach Auftragslage, nach Hause, um eventuell eine Chance zu ergattern, meine Kinder noch zu sehen.

Parallel zu diesem Vorfall sagt Bärbel im gleichen Zeitraum zu mir: „Ich überlege ernsthaft, mich von Dir zu trennen. Du bist nur am Arbeiten und wir haben nichts mehr von Dir. Das ist kein Familienleben, was wir hier führen!". Da mein ganzes Leben darauf ausgerichtet ist, es jedem recht zu machen, bricht mein Nervensystem mit diesen beiden an mich gerichteten Anforderungen, die völlig im Gegensatz zu einander stehen, vollständig zusammen. Einen Tag später, auf dem Rückweg von einem Kundentermin, verspüre ich während der Autofahrt plötzlich den tiefen Drang in mir, gegen den nächsten Baum zu fahren. Mit einem Schlag ist in meinem Kopf nichts anderes mehr vorhanden, als dieser dringende Wunsch, sofort mein Leben zu beenden. Es ist schlecht mit Worten zu beschreiben... alles ist plötzlich scheißegal. Die Kinder, Frau, Haus, Geld, Familie, Freunde...nichts mehr da, nur der Wunsch nach Tod, der in dieser Situation die süße Freiheit verspricht und vorgaukelt. Auf wundersame Weise gebe ich diesem Drang allerdings nicht nach, sondern fahre bis zum nächsten Parkplatz, steige aus und laufe tief durchatmend dreimal um mein Auto. Ich bin zwar vollkommen unsortiert, trotzdem stelle ich fest, dass ich wenige Minuten von Reginas Praxis entfernt bin. Also fahre ich dort hin, weil ich sicher bin, dass sie mir helfen kann. Sie versorgt mich mit wenigen Notfallgriffen, und nachdem ich mich ausgeheult habe, gibt sie mir für den nächsten Morgen einen Termin. Es ist Christi Himmelfahrt und sie hat die komplette Praxis leer, nimmt sich nur für mich Zeit. Mit ihrer Körperarbeit hat sie auch die Möglichkeit, Traumen und emotionale Themen zu lösen.

Nach dieser tiefgreifenden Arbeit ändert sich mit einem Schlag mein Bewusstsein und keine 24h später beschließe ich meinen Anteil der Firma zu verkaufen, um bei Thilda eine Ausbildung für die Körperarbeit zu beginnen. Inzwischen hat sie sich zur Trainerin in dieser Technik ausbilden lassen und bietet selbst Kurse an, um die Methode zu erlernen.

Es ist eine reine Bauchentscheidung, vielleicht das erste Mal in meinem Leben! Ich weiß gar nicht, wie ich wirklich darauf gekommen bin. Es dauert auch hier noch einige Jahre, um auf die Lösung zu stoßen.

Mein gesamtes soziales Umfeld erklärt mich für vollkommen verrückt, besonders meine Steuerberaterin. Sie versucht mich davon abzubringen und überredet mich weiterzumachen, obwohl es mich drängt, alles sofort hinzuschmeißen. Sie meint, ich solle besser das laufende Jahr 2010 und das komplette Jahr 2011 noch in der Firma verbleiben, um steuerlich einen sauberen Abschluss aufs Papier zu bringen und erst meine neue Ausbildung beenden, bevor ich aus der GbR komplett aussteige. Diese Monate in der Firma werden für mich zur absoluten Qual. Zeit und Raum mit einem Menschen zu verbringen, mit dem ich kein Wort mehr wechsele sind für mich der reinste Horror. Voller Hoffnung und Freude auf das absehbare Ende dieser für mich unerträglichen Situation, hangele ich mich von Ausbildungsmodul zu Ausbildungsmodul, um im August 2011 meine Prüfung zum Bowen-Anwender abzulegen. Vor allem meinen Kindern fällt auf, dass ich nach jedem Ausbildungsmodul verändert und extrem entspannt nach Hause komme. Schon während der Ausbildung beginne ich mit Erfolg und Freude immer mehr Menschen mit dieser Körperarbeit zu unterstützen. Ab dem 1. Januar 2012 versuche ich mich als Vollzeitanwender und mache viele Hausbesuche (da ich ja nach wie vor in erster Linie die Bedürfnisse und Wünsche meiner Klienten erfülle). Ich verzettele mich zeitlich so sehr, dass ich trotz der guten Ergebnisse, die ich bei den Menschen erziele, nicht von diesem Handwerk leben kann.

Im Herbst 2012 nehme ich an einem Erweiterungs-Seminar dieser Körpertechnik teil, in dem es um emotionale Lösungsprozesse geht. Zwei Damen aus Australien leiten den Kurs, den Thilda in Deutschland organisiert und übersetzt. In diesem Kurs explodiert mein bisheriges Leben innerhalb weniger Stunden. Ich durchlebe unglaubliche Lösungsprozesse, sowohl körperlich als auch emotional, und gewinne, aus eigener Körpererinnerung nach über vierzig Jahren, Erkenntnisse über meine Geburt. Danach ist nichts mehr, wie es war. Mein Bewusstsein hat sich komplett verändert. Es fühlt sich an, als ob ich vom Baum der Erkenntnis genascht habe.

Zu Hause fällt mir plötzlich immer mehr auf, dass ich mich zum Depp mache. Bärbel wird zunehmen mehr eifersüchtig auf Thilda und wirft mir vor, eine Affäre mit ihr zu haben. Ihrerseits erzählt sie mir seit Monaten immer wieder von einem Mann, den sie auf einer ihrer unzähligen Partys kennengelernt hat. Denn seit Jahren zieht sie immer wieder nächtelang durch Kirmeszelte und Discos bis morgens um 5 oder später und kommt dann mal mehr, mal weniger besoffen nach Hause gefahren.

Ab und zu kommt sie gar nicht nach Hause und ich muss meinen Kindern morgens irgendein Märchen über ihren Verbleib auftischen.

Jedenfalls hat sie mir ständig von solchen Bekanntschaften erzählt, was bei mir immer in ein Ohr rein und auf der anderen Seite wieder raus geht. Für mich waren ihre nächtlichen Discoausflüge immer mit der Bedrohung verbunden, dass sie, nachdem sie sich mit Tanzen und Alkohol in Stimmung gebracht hat, mich dann mitten in der Nacht weckt, um befriedigt zu werden. Ihre sexuellen Vorlieben und ihr gesteigertes Verlangen wurden mit den Jahren für mich immer schwerer zu ertragen. Eines Tages reicht ihr offensichtlich mein Angebot nicht mehr und sie beginnt routinemäßig immer neues Sexspielzeug anzuschleppen. Ich sage immer zu allem ja, liege aber regelmäßig, wenn sie auf Tour geht, total gestresst (heute weiß ich es war pure Panik) im Bett, und schieße mich jedes Mal mit Alkohol weg, um den Stress zu unterdrücken. Einmal höre ich sie morgens um sechs mit dem Auto auf den Hof fahren. Ich liege wach im Bett, höre wie sie aus dem Auto steigt und vernehme Würge-Geräusche - sie kotzt offensichtlich draußen auf den Hof. Ich höre die Haustür und Rumpeln im unteren Bad. Sie poltert die Treppe hoch, die Kinder schlafen in ihren Zimmern nebenan. Sie fällt ins Bett und ich stelle mich wie immer schlafend. Sie krabbelt über mich und brummelt: „Komm, lass uns schnell ein bisschen vögeln!" Eine Wolke aus Alkohol, Kotze, Kippen, Schweiß und Parfüm erreicht mich. Boah...mich schüttelt es und ich tue verschlafen: „Nee, lass mal, ich bin so müde..." Sie gibt keine Ruhe, wirft sich auf mich, zerrt an meinen Shorts und macht sich an meinem Penis zu schaffen. Ich gerate völlig in Panik und versuche wegzukommen. Sie schafft es dennoch mich in körperliche Erregung zu bekommen und da ich sowieso nie nein sagen kann, lasse ich es letztendlich wieder über mich ergehen. Sie setzt sich auf mich, reitet so lange bis sie sich selbst zum Orgasmus geschafft hat. Ich bin längst gekommen und ertrage die Schmerzen, bis sie endlich schnaufend auf die Seite fällt und einschläft. Angeekelt renne ich ins Bad um mich zu waschen.

Anfang Dezember 2012 komme ich freitagsabends nach Hause und sie steht in der Küche, rührt ein Tiramisu an, meine Lieblings-Nachspeise, und erzählt mir dazu: „Ich bin ja heute Abend zur Geburtstags-Party von Peter ein-

geladen. Du weißt doch, ich habe Dir von ihm erzählt…
den ich auf der Party neulich getroffen habe. Wir unterhalten uns immer mal ganz nett und ich dachte, wenn ich
euch heute schon wieder alleine lasse, mache ich was
Schönes zum Naschen und ihr macht euch einen gemütlichen Fernseh-Abend!" Sie takelt sich auf und kommt
dann zum Abschieds-Küsschen verteilen ins Wohnzimmer. Nachdem sie weg ist, fragt Lena: „Papa, kannst du
von dem leckeren Tiramisu holen?" Natürlich kann ich,
gehe in die Küche und finde im Kühlschrank die Schale zu
mehr als ¾ leer! Mit einem Schlag ist mir zum ersten Mal
in all den Jahren klar, dass sie mich belogen hat. Ich
schreibe eine WhatsApp: „Kein Problem, wenn du für deinen Geburtstags-Bekannten einen Nachtisch machst,
dann sei wenigstens so ehrlich und sag mir das. Fühlt sich
scheiße an!" Sofort ruft sie an und drückt mir eine Erklä-
rungs-Story ins Ohr: „Ich dachte, ihr schafft das sowieso
nicht ganz und da wollte ich ein bisschen zum Probieren
mitnehmen…!" Netter Versuch. Ich fühle mich betrogen.
Zum ersten Mal in über zwanzig Jahren, drücke das Gefühl aber weg, ich will es nicht fühlen.

Immer wieder wirft sie mir vor, zu wenig Zeit mit ihr zu
verbringen. Wenn ich ehrlich bin, geht es mir gut, wenn
sie aus dem Haus ist. Dennoch will ich es mir nicht einge-
stehen…trotzdem starte ich einen Versuch… Sie hat

freitags frei und die Woche darauf halte ich mir den Freitag frei. Ich schlage ihr vor, gemeinsam Frühstücken zu gehen, aber völlig locker entgegnet sie mir: „Sorry, ich bin mit Peter zum Frühstück verabredet!" Da ich ja extrem harmoniebedürftig bin und mir immer noch relativ wenig auffällt, sage ich: „Ja, klar! Kein Thema, fahr ruhig, wenn Dir das wichtig ist!" Irgendwann, die Tage davor, hat Lena mir beim Gute-Nacht-Sagen erzählt: „Heute, als ich von der Schule heimkam, saß die Mama mit so nem Hässlo-Typ (bedeutet in Jugendsprache: der sieht voll hässlich aus!) auf dem Sofa und hat unsere Fotoalben mit dem angeschaut. Ich will nicht, dass der nochmal herkommt!" Ich habe versucht sie zu beruhigen und sage: „Ach, weißt Du, Deine Mama kennt so viele Menschen, wer weiß, wer das war, bestimmt hat der nur irgendwas abgeholt oder hergebracht...".

Da Bärbel seit mindestens zehn Jahren fast regelmäßig mit ihren Freundinnen Kneipen, Discos und Konzerte besucht und mir danach berichtet, welche Männer sie kennen gelernt hat, mit wem sie getanzt hat, mit wem sie Telefonnummern ausgetauscht hat oder welche besoffenen Männer sie nachts nach Hause gefahren hat, geht jetzt auch die Aussage meiner Tochter Lena vollkommen an mir vorbei.

An einem Sonntag im März 2013 kommt es mittags zu einem Streit. Wir laufen auf einem Feldweg außerhalb des Dorfes. Bärbel wirft mir eine Affäre vor und ich weise das zurück. Wir gehen auf getrennten Wegen zurück nach Hause. Als die Kinder abends im Bett sind, sitzen wir schweigend nebeneinander auf dem Sofa und schauen uns gemeinsam einen Film an. Da sie schwerhörig ist, hat sie sehr häufig Kopfhörer auf, so auch an diesem Abend. Mitten im Film schläft sie ein - mit Kopfhörern auf dem Kopf und ihrem iPhone auf ihrer Brust. Dieser Umstand war für mich nicht außergewöhnlich, denn seit unserer ersten Begegnung war sie in der Lage in jeder Stellung und überall sofort einzuschlafen. Im Laufe der Jahre habe ich es aufgegeben sie wecken zu wollen. Deshalb verbringe ich die meisten Nächte sowieso alleine im Bett. An diesem Abend gibt plötzlich während des Filmes ihr iPhone einen lauten Signalton von sich. Da sie tief und fest schläft und zusätzlich noch die Kopfhörer aufhat, nehme ich zum allerersten Mal in meinem Leben dieses Handy zur Hand, um den Ton auszuschalten. Auf dem Display steht: "Timer abgelaufen" und unten gibt es den Hinweis zum Ausschalten. Als ich dort drauf tippe hört das Piepen auf, das Bild verschwindet, und eine offene WhatsApp Nachricht erscheint. Automatisch fällt mein Blick auf den Absender: Peter. Und ich lese nur unten den letzten Satz: „Ach, wie gerne würde ich jetzt in deinem

Arm liegen, meine Liebste!" Ein Zweizeiler. Vollkommen ruhig lege ich ihr das Handy zurück auf die Brust setzte mich in den Nachbarraum ins Büro an meinen Schreibtisch, schicke ihr eine WhatsApp Nachricht, mit der Bitte um Erklärung dessen, was ich gelesen habe. Ich bin es gewohnt, dass sie in den Nächten, in denen sie auf dem Sofa einschläft auch bis zum nächsten Morgen verweilt. Doch wie vom Donner plötzlich aufgeschreckt, steht sie nur wenige Minuten später völlig aufgelöst neben mir und stammelt: „Es ist nichts passiert, ich habe nur jemanden zum Reden gesucht!" Ich entgegne nur: „Das, was ich gelesen habe, klingt nach allem anderen als Reden. Du schläfst jetzt hier auf dem Sofa weiter und ich werde in Ruhe darüber nachdenken!" Am nächsten Morgen teile ich ihr mit, dass ich sie verlassen werde und rufe eine Bekannte an, um eine Ferienwohnung zu mieten. Mittags eröffnen wir dies gemeinsam den Kindern, damals Hanna 13, Jan 11 und Lena 9 Jahre alt. Diese sind vollkommen geschockt und schwer betroffen, besonders Lena weint bitterlich. Am übernächsten Tag, einem Mittwoch im März 2013 verlasse ich mit allem, was in meinem Kleiderschrank ist, das Haus. Bärbel schmeißt sich vor mich auf den Boden, umfasst meine Beine und bittet mich innigst, nicht zu gehen. Sie hätte zwar mein Vertrauen missbraucht, das wäre aber kein Grund, alles hinzuschmeißen. Sie hat keinerlei eigene Reflektionsfähigkeit.

Ich habe die Ferienwohnung für vier Wochen angemietet, kann diesen Vertrag allerdings nicht verlängern, da eine Nachfolgebelegung schon vorher feststeht. Zum einen schaffe ich es nicht, in dieser Zeit eine Wohnung zu finden, und zum anderen belegt mich Bärbel permanent mit schlechtem Gewissen und Erpressung. Permanent lässt sie mich wissen, wie mies es ihr und vor allem den Kindern nach meinem Auszug geht. Sie klagt mich an, dass sie jetzt mit der ganzen Arbeit der anstehenden Erstkommunion von Lena allein dastünde. So lasse ich mich entgegen meiner festen Überzeugung, nie wieder in dieses Haus zurückzugehen, dennoch überreden, für einige Tage zurück ins Gästezimmer des Hauses zu ziehen. Tagsüber gehe ich meiner Beschäftigung nach und bastele abends brav mit Mutti Tischkärtchen für die Kommunion. Nach einigen Tagen finde ich endlich eine Mietwohnung, die ich sofort beziehen kann.

Bärbel organisiert im Laufe der nächsten Wochen nach meinem Auszug zwei moderierte Gespräche, mit der im Dorf ansässigen evangelischen Pfarrerin, eine eloquente und psychologisch gut geschulte, weise Frau.
Das erste Gespräch findet zu dritt statt. Bärbel hat ganz sicher geplant, dass die Pfarrerin mich zur Rückkehr bewegen könne. Nachdem sich die gute Frau beide Seiten angehört hat, kommt sie allerdings zu dem Schluss, dass

aufgrund dessen, was sie seit Jahren wahrgenommen hat und dem, was wir ihr erzählen, die Beziehung schon seit langem tot ist. „Ihr habt mehr oder weniger nie Streit gehabt und nachdem Stefan die WhatsApp Nachricht entdeckt, fliegt kein Porzellan, gibt es kein Geschrei; das zeugt aus meiner Erfahrung nicht von einer normalen Reaktion in einer gesunden, lebendigen Beziehung! Verstehst du das, Bärbel? Das gilt es jetzt zu akzeptieren und anzunehmen!" Bärbel sagt: „Ja, ich habe das verstanden. Allerdings will ich eine Regelung, dass er mich mehr unterstützt, denn ich habe jetzt die ganze Arbeit mit den Kindern alleine." So verlangt sie zusätzlich zu der bereits festgelegten 14-tägigen Wochenendregelung, wenigstens einen Tag in der Woche, an dem ich abends zu ihr ins Haus komme, um die Kinder ins Bett zu bringen. Sie will einen zusätzlichen Abend für sich, damit sie etwas unternehmen kann. Die Pfarrerin findet, dass das eine gute Idee ist und überredet mich dazu. Natürlich schreit auch hier mein Herz wieder „Nein", aber ich stimme trotzdem zu, da mir auf die Schnelle keine Alternative einfällt.

Als ich an irgendeinem Sonntag in den kommenden Wochen die Kinder zurückbringe, kommt sie auf den Hof, schickt die Kinder ins Haus und sagt zu mir: „Ich vermisse Deinen Schwanz! Wenn ich dich schon als Ehemann nicht zurückhaben kann, kannst du wenigstens ab und zu mal

172

zum Ficken vorbeikommen…". Selbst eine solche Aussage entlockt mir zu diesem Zeitpunkt keine Reaktion. Da ich ähnliche obszöne Aussagen von ihr gewohnt bin, fällt mir auch in diesem Moment nichts Außergewöhnliches auf. Erst als ich diese Begegnung jemand anderem erzähle und gefragt werde: „Sag mal, findest du das normal? Fällt Dir denn dabei nicht auf, dass sie Dir ins Gesicht sagt, dass sie nicht dich als Mensch vermisst, als Partner, sondern nur den Sex mit Dir? Oh Mann, du bist echt schräg drauf", wird mir zum ersten Mal ganz deutlich bewusst, dass ich mehr als die Hälfte meines Lebens in einem Umfeld gelebt habe, in dem es nur um Fressen, Ficken und Saufen ging. Diese Fäkal-Porno-Sprache, die eigentlich so gar nicht meinen Werten entspricht, war über die Jahre für mich völlig normal geworden und ich habe mich permanent prostituiert… Immer noch habe ich keine Ahnung warum das so ist. Mein Kopf ist dauernd auf der Suche nach einer Lösung, und ich schaffe es einfach nicht, mich daraus zu befreien.

Sie erpresst mich, macht mir ständig ein schlechtes Gewissen, immer wieder höre ich Sätze wie: „Ich tue mir was an!" oder „Ich werde mich in die Psychiatrie einweisen lassen!" oder „Ich sorge dafür, dass du die Kinder nicht mehr siehst!" Seit der Trennung lebe ich in dauerhafter Angst, dass irgendetwas in dieser Hinsicht passiert. Ich habe Angst, um meine Kinder. Ich habe mich vollkommen abhängig von ihr gemacht, weil ich unfähig gewesen bin, mich selbst vollumfänglich zu fühlen oder wahrzunehmen. Seit Ewigkeiten in meinem Kopf und meinen Gedanken gefangen, sehe ich für mich keine Möglichkeit, mich aus ihren Fängen der Schuldzuweisung zu befreien. Mir fällt nicht einmal selber auf, dass ich seit Jahrzehnten und jetzt wieder und wieder völlig unbewusst handle und mich an viele Dinge im Nachhinein gar nicht erinnern kann. Ich steige offensichtlich in dieser immensen Stressphase zunehmend mehr aus mir aus (dissoziiere) und kann mich im Anschluss an prekäre Situationen nicht mehr erinnern. Zum Beispiel auch nicht daran, zu welchem Zeitpunkt nach der Trennung ich ihr das erste Mal wieder auf den Leim gegangen bin. Vermutlich ist es an einem dieser unsäglichen Montage, an denen ich ihrer Forderung nach mehr Unterstützung nachkomme. Zu diesen Kinder-ins-Bett-bring-Diensten fahre ich jedes Mal mit einem absolut beschissenen Gefühl. Ich bin völlig hin und her gerissen. Einerseits fahre ich zurück in die Hölle, die ich endlich geschafft habe, zu verlassen, andererseits freue ich mich riesig darauf, Zeit mit meinen Kindern verbringen zu können. Einerseits freue ich mich auf die zusätzliche Zeit mit meinen Kindern, andererseits frage ich mich: Warum hole ich sie nicht zu mir nach Hause und tue mir das hier an? Nachdem ich die Kinder zu Bett gebracht habe, muss ich warten, bis die gnädige Frau zurückkehrt, um mich zu befreien. Letztendlich das gleiche Gefühl, wie einst: nachts im Bett zu liegen, in der Gewissheit, dass sie irgendwann wieder auftaucht…! Auf jeden Fall kommt sie an einem dieser Montage, viel später als besprochen, nach Hause. Als ich meinem Ärger Luft mache, fällt sie mir ins Wort: „Lass uns schnell ein bisschen vögeln und die Sache ist vergessen…Ich vermisse es, von Dir richtig geleckt zu werden…du vermisst es doch auch?" So oder ähnlich… Unterwürfig und vollkommen abhängig von ihr, schreit mein Bauch deutlich „NEIN", aber es kommt wieder nicht über meine Lippen.

Seit ich ausgezogen bin und sich mein Bewusstsein stetig verändert, kann ich inzwischen immer öfter wahrnehmen, wie ich mich in der Situation aufspalte und aus mir aussteige, mich von außen betrachten kann und ihr nur meinen Körper überlasse. Es ist ein Aushalten, bis sie endlich zufriedengestellt ist. Nach vollzogenem Akt versuche ich schnellstmöglich, meinen Körper von dem Gefühl des Ekels und des Schmutzes zu reinigen und schnellstmöglich von dort zu verschwinden. Je weiter ich mich von ihr örtlich entferne, umso mehr finden sich Körper und Seele wieder zusammen und ich kann mich, mehr oder weniger, wieder als Ganzheit wahrnehmen, spüre mich wieder. Tief in mir findet ein endloser Kampf statt. Meine Seele schreit nach Befreiung. Eine Lösung muss her und mein Kopf ist permanent damit beschäftigt, herauszufinden, wie ich mich aus ihrem Spinnennetz befreien kann.

Eine von Bärbels Freundinnen, mit denen sie seit Jahren regelmäßig auf Tour geht, weiß mir zu berichten, dass sie die Montagabende nutzt, um sich mit ihrem neuen Liebhaber zu treffen. Mit dieser Info erwächst in mir die Möglichkeit, mich ansatzweise aus diesem verstrickten System lösen zu können.

Einige Wochen später findet ein zweiter, von Bärbel initiierter, Moderationstermin mit den Kindern statt. Auch hier hat Bärbel offensichtlich im Sinn, dass die Pfarrerin mich zur Rückkehr bewegen soll. Nachdem das Familiengespräch beendet ist und die Kinder nach draußen geschickt werden, berichte ich der Pfarrerin: „Ich werde den wöchentlichen Sondereinsatz nicht weiter akzeptieren, da ich herausgefunden habe, dass Bärbel diese Zeit nutzt, um z.B. mit ihrem neuen Lover ins Kino zu gehen! Ich mache mich ja hier zum Depp!" Die Pfarrerin ist außer sich und merklich sprachlos. Sie fragt Bärbel: „Ist es tatsächlich dein Ernst, Stefan als Kindermädchen zu missbrauchen, um deinen Liebhaber zu treffen...? Dafür suchst du dir gefälligst jemand anderen, das darf doch nicht wahr sein!". Damit habe ich mich, Gott sei Dank, zumindest aus dieser einen Verstrickung befreit, ständig zurück in dieses

Haus zu müssen, das ich ohnehin nie wollte. Fortan habe ich die Kinder zu mir geholt. Immerhin der für mich zweite Befreiungsschlag.

Zu dieser Zeit bin ich 1. Vorsitzender des Gesangsvereines im Dorf, der zweite Vorsitzende wohnt wenige Häuser weiter in der gleichen Straße und ist ein langjähriger, gemeinsamer Freund. Er hat Anfang Juni Geburtstag und mich zum Abendessen eingeladen. Eine Weile überlege ich, ob ich hinfahren soll oder nicht, weil mir klar ist, dass Bärbel dort sicher auch erscheinen wird. Nach einiger Überlegung fahre ich doch hin. Die Feier verteilt sich über mehrere Tische im ganzen Haus, und an einem Tisch sitzt nur der ältere Bruder des Gastgebers, mit dem ich mich sehr gut verstehe. Ich setze mich ihm gegenüber. Wir essen gemeinsam und reden über Gott und die Welt. Letztendlich kommt auch meine noch frische Trennung zur Sprache. Plötzlich erscheint Bärbel auf der Feier und setzt sich neben meinen Gesprächspartner, mir gegenüber. Nach wenigen Sätzen steht mein Gesprächspartner auf und verlässt den Tisch. Bärbel versucht mich in ein Gespräch zu verwickeln und kommt relativ bald auf ihren Wunschpunkt: „Willst du mich nicht mal wieder so richtig lecken? Du vermisst das doch auch… Die Kinder schlafen schon, kannst mich ja schnell nach Hause bringen, geht doch ganz fix…"

Binnen Sekunden fühle ich mich wie hypnotisiert, ihre Stimme hört sich ganz weit weg an... In mir drinnen tobt ein kleiner Mann und schreit: „Nein! Nein! Ich will das nicht!" Mein Herz rast und pocht wie ein Dampfkessel, mein Körper zieht sich zusammen und die Hände sind schweißnass...Ich kann mich selbst da am Tisch sitzen sehen, und höre mich wie durch dicke Watte „Ja" sagen. Dann geht alles ganz schnell. Wir verabschieden uns und gehen schweigend nebeneinander die Straße entlang zum Haus. Mir ist schwindelig. Ich fühle mich wie ein ferngesteuerter Roboter und in mir schreit diese Stimme immer noch „NEIN! NEIN!" Vor der Haustür fasst sie mir in den Schritt und mein Körper reagiert sofort wie sie es sich wünscht. Ein breites Grinsen kommt mir entgegen: „Na, dann komm schnell rein und zeig was du zu bieten hast..." Sie zerrt mich nach drinnen, direkt neben der Haustür ins Bad, schließt hinter sich die Tür zu und reißt sich die Klamotten vom Leib. Sie reibt sich an mir und geilt sich auf und zieht mich auch aus. Sie setzt sich breitbeinig auf ein kleines Ankleide-Bänkchen, ich knie mich vor sie hin und bediene sie mit Finger und Zunge so lange, bis sie stöhnend und zuckend zu ihrem Höhepunkt gelangt. Dann stößt sie mich rückwärts auf den Badvorleger und setzt sich auf mich, reitet so lange bis ich mich in ihr ergieße und will dann noch Zärtlichkeiten ausgetauscht haben. Die ganze Aktion läuft für mich wie in Trance ab, wie ein

Film, mechanisch und automatisiert. Ein Film, den ich selbst von außen anschaue... Ich schiebe sie von mir herunter, stehe auf und wasche mich schnell, stürze hastig in meine Kleider, während sie genüsslich grinsend, nackt im Raum steht und sagt: „Bleib doch noch ein bisschen." Doch ich verlasse schnellstmöglich das Haus und fahre in Richtung meiner Wohnung. Als ich mit dem Auto aus dem Dorf komme, fühle ich mich plötzlich wieder „ganz" und bis ich in meiner Wohnung ankomme, ist der Vorfall aus meinem Gedächtnis vollständig verschwunden.

Wieder und wieder baut sie mir ein Netz aus schlechtem Gewissen, der Drohung mir die Kinder wegzunehmen, sich selbst etwas anzutun oder sich in die Psychiatrie einweisen zu lassen. Immer wieder meldet sie sich in den darauffolgenden Wochen bei mir oder taucht unerwartet an meiner Haustür auf. Alles was sie will, ist meinen Körper und ihre Befriedigung. Mal schneit sie mitten in der Nacht bei mir vorbei, auf dem Nachhauseweg von der Disco, mal fängt sie mich in ihrem Wohnort ab, wenn ich beim Gesangverein zur Probe bin. Aus ihrem Fenster hat sie einen direkten Blick auf den Parkplatz des benachbarten Dorfgemeinschaftshauses, in dem die Singstunde stattfindet. Verzweifelt suche ich weiter nach einem Ausweg, um mich aus diesem perfiden System zu befreien. Einfach nur

„NEIN" sagen, kommt mir nicht einmal in meinen Sinn...Keine Lösung in Sicht...

Parallel habe ich in dieser fast grotesk anmutenden Zeit, nach einer gerichtlich verordneten Frist, unter gleichem Namen wie zuvor eine neue Werbetechnik Firma eröffnet. Dieses Mal will ich den Laden gar nicht selbst operativ betreiben. Er soll lediglich dazu dienen, meine alten Kunden aus der verkauften Firma abzufangen, die mich seit Monaten immer noch anrufen und fragen, wann ich denn jetzt endlich wieder meinen Job mache.

Mein Ziel ist nach wie vor, die neu erlernte Körperarbeit selbstständig zu betreiben und ein neues Geschäft damit aufzubauen. Deshalb setze ich einen arbeitslosen Bekannten als Geschäftsführer dort ein und lebe vorübergehend von den finanziellen Mitteln aus dem Verkauf der ersten Firma. Es dauert nicht lange, bis mir klar wird, dass mein Geschäftsführer noch unsortierter in betriebswirtschaftlichen Belangen ist, als ich. Nach wenigen Monaten steht fest, dass er nicht in der Lage ist, dieses Geschäft zu halten.

Später habe ich erfahren, dass er offensichtlich seine Einnahmen regelmäßig verspielt hat. Das Universum meint es aber gut mit mir und schenkt mir einen zweiten Interessierten. Dieser Bekannte kauft mir diesen zweiten Laden ab. Der Kaufvertrag ist unterschrieben, allerdings fließen nicht regelmäßig die vereinbarten Zahlungen, was mir durch meine Trennung und den massiven emotionalen Druck, unter dem ich stehe, lange Zeit nicht auffällt.

Ende März, also kurz nach meinem Auszug, bin ich bei einem alten Schulkollegen in meinem Heimatdorf zum Geburtstag eingeladen. Dort treffe ich meinen Sandkastenfreund Frank. Er wohnt im Haus nebenan mit seiner Familie. Wir haben uns eine Ewigkeit nicht gesehen, doch die Freundschaft ist irgendwie immer lebendig geblieben, egal wie groß die Abstände zwischen den Kontakten sind. Viele Jahre haben wir uns gar nicht gesehen und nur zweimal im Jahr zu den Geburtstagen gegenseitig angerufen. Ich bewaffne mich mit einem Bier aus dem Kühler und gehe auf ihn zu. Wir umarmen uns herzlich und ich fange mit der Standardfrage an: „Hey, cool, dass wir uns hier treffen, alles klar bei Dir?" Ich kenne ihn seit meinem 6. Lebensjahr und mir fällt gleich auf, dass er schmal und blass ist, die Augen tiefe Ringe zeigen. Er erzählt mir: „Mir geht es ziemlich beschissen, ich brauche Hilfe!" Natürlich biete ich ihm gerne ein Ohr an und er sagt: „Heute Abend nicht, lass uns einen trinken!" Er streckt mir seine Flasche entgegen. Mit einem dumpfen „Pling" stoße ich meine dagegen und wir nehmen beide obligatorisch einen Schluck. Ich biete ihm an: „Du hast meine Nummer! Bitte ruf mich gerne an, ich bin für dich da!" Und so werden alle möglichen Themen über den Abend durch die Mangel gedreht. Natürlich ist meine frische Trennung ein großes Thema und ich darf mir kleine Spitzen anhören: „Tja, ich habe nach zwei Monaten schon kapiert, dass die Tussi nicht alle Latten am Zaun hat. Du musst sie auch gleich noch heiraten und das große Programm durchziehen...brauchst über 20 Jahre um dahinterzukommen." Ein herzhaftes Lachen entweicht ihm und er sieht ein wenig entspannter aus. Nach mehreren Stunden trennen sich unsere Wege und ich erinnere ihn nochmals an mein Angebot zu telefonieren. Frank geht mit den Worten: „Ja, ja, ich ruf dich an..." in Richtung Nachbarhaus von dannen. Er meldet sich nicht, was ich nicht für ungewöhnlich empfinde. Schließlich ist mir in den Jahren klar geworden, dass wir uns durchaus ein wenig voneinander entfernt haben und er sicher Menschen in seinem Umfeld hat, mit denen er mehr Kontakt hat, die wohl in einem solchen Fall dann in die engere Wahl kommen.

Auf den Tag genau vier Wochen später, bin ich gerade auf Sightseeing-Tour in Wernigerode im Harz. In dieser noch ziemlich frischen Phase nach der Trennung bin ich ab und zu gerne auf Städte-Trips in Deutschland unterwegs, um den Kopf freizubekommen. Diesmal war die Wahl auf die schöne Stadt im Harz gefallen. Es gibt eine Verbindung nach dort: Das Fürstengeschlecht, in dessen Schloss ich meine Kindheit und Jugend mit der Familie verbracht habe, stammt von hier und ich will ein wenig in der Geschichte stöbern. Das Schloss habe ich mir für den nächsten Tag vorgenommen und heute widme ich mich meiner versteckten Leidenschaft – der Fliegerei. Ich habe zufällig entdeckt, dass es in der Stadt ein Luftfahrt-Museum gibt. Das muss natürlich mit auf die To-do-Liste! Am späten Abend angereist, mache ich mich nach einem ausgiebigen Frühstück auf den Weg und frage mich zum Museum durch. Der Himmel leuchtet stahlblau und kein Wölkchen ist zu entdecken. Könnte fast ein Sommertag sein. Nachdem ich die Altstadt durchquert habe und eine parkähnliche Anlage passiere, taucht an einem Kreisverkehr eine Mischung aus einer alten Fabrikanlage im Ost-Baracken-Stil mit neuen Hallen-Elementen auf, die weithin zu erkennen ist, denn auf dem Dach steht ein großes, altes Propeller-Transportflugzeug. Aufgeregt, wie ein kleiner Junge, tippele ich von einem Fuß auf den anderen um an der Kasse endlich ein Ticket zu ergattern. Auf der Orientierungstafel steht in großen Buchstaben: H1 History Hangar, H2 Hollywood Hangar, H3 Helikopter Hangar und H4 Jet Hangar. Begeisterung steigt in mir auf und ein leichtes Kribbeln im Bauch macht sich breit: eine eigene Halle nur mit Hubschraubern! Volltreffer! Das ist meine Welt. Hubschrauber sind ein Kindheitstraum von mir. Der Weg führt als erstes in die Geschichte der Fliegerei: Alte Segelflugzeuge, Doppeldecker und Ballonkörbe sind wunderschön präsentiert. Ein Museum zum Anfassen - nichts abgesperrt, alles zugänglich...klasse! In der 2. Halle weht ein Flair von Filmgeschichte: Das Museum hat für Spielberg-Produktionen gebaut und geliefert...spannend. Endlich: Halle 3. Ich komme ins Schwärmen, freue mich wie ein Kind an den Maschinen und streife durch die Ausstellungsstücke. Sogar ein Helikopter, mit dem Lady Di auf Reisen war, ist hier ausgestellt. Plötzlich klingelt mein Handy und ein alter Bekannter ist am Telefon. Ich freue mich: „Wow, wir haben uns ja ewig nicht gesprochen... wie komme ich denn zu der Ehre?" Er reagiert nicht auf meine Freude und fragt nur: „Hast du schon gehört?" Ich bin immer noch auf Wolke 7 und antworte. „Was soll ich denn gehört haben?" Ich höre, wie er am anderen Ende schwer schluckt und dann langsam mit bebender Stimme sagt: „Frank hat sich heute Nacht zu Hause aufgehängt!" Meine Welt bleibt stehen...ich stammele nur: „Nein!" Er presst hervor: „Scheiße...Doch..." Es fällt mir schwer zu atmen. Allerdings ist eine meiner Überlebensfähigkeiten, dass in völligen Alarm-Momenten in mir blitzschnell völlige Ruhe einkehrt, die üblicherweise so lange anhält, bis ich mich in Sicherheit wähne. Ich frage ruhig: „Ok, weißt du irgendwas Näheres?" Er berichtet: „Du weißt ja, was dann immer gleich geschwätzt wird. Die Leute sagen, er hätte sich zu Hause im Schlafzimmer mit seiner Hundeleine an die Heizung gehängt und seine Frau hätte ihn gefunden. Keine Ahnung, ob das stimmt…" „Klingt nicht besonders gut. Ich stehe gerade in einem Museum und bin das Wochenende nicht in der Gegend. Was ist denn jetzt geplant?" Er sagt: „Wir wollen uns mit der alten Clique die Tage treffen, um zu besprechen, was wir jetzt machen in so einem Fall. Dann warten wir, bis du zurück bist und treffen uns erst Anfang nächster Woche, abends, OK?" Ich gebe zurück: „Gut, das ist gut. Danke, dass du mich informiert hast. Bis die Tage!" Ich lege auf und stecke das Handy in die Tasche. In meinem Ohr rauscht es und das Museum beginnt sich um mich herum zu drehen. Ich habe Gänsehaut am ganzen Körper, mein Herz rennt wie ein D-Zug…meine Füße wollen nicht mehr. Ich muss raus! Der einzige Gedanke: Ich verlasse das Gebäude und stehe in der Sonne auf dem Parkplatz. Mein Körper ist wie ein Stein und mein Kopf komplett leer. Ich fühle mich wie ein Vulkan, kurz vor dem Ausbruch. Mir ist klar: Ich muss von der Straße, raus aus der Öffentlichkeit. Ich gehe los in Richtung Hotel und meine Schritte werden immer schneller. Ich habe das Gefühl, der Weg endet nie, es zieht sich, im Vergleich zum Hinweg, wie eine Ewigkeit. Endlich bin ich da, in Sicherheit und renne die Treppe hoch. Zittrig fummele ich die Tür auf und stürze ins Zimmer. Ich werfe die Tür zu und breche auf dem Bett zusammen. Jetzt kommt eine Welle von Schmerz und Trauer hoch. Ein Zustand, der mich an damals bei meinem Bruder Christoph am Totenbett erinnert. Schreie entweichen aus mir, völlig unkontrolliert...Panik steigt in mir auf. Ich schaffe es nicht alleine! Mir fällt Thilda ein und ich rufe sie an. Es kommen keine Worte aus meinem Mund, nur Schreie, Weinen und Ausdruck von Hilflosigkeit. Sie gibt mir die nötige Zeit und hört einfach am anderen Ende zu, solange, bis ich in der Lage bin, in Worte zu fassen, was passiert ist. Wir reden sehr lange und ich schöpfe ein wenig Kraft aus dem Gespräch. Sie schafft es, mich aufzufangen und es wird ruhiger in mir. Thilda bietet mir an, nach dem Wochenende einen Termin bei ihr zu machen, um das ganze Thema aufzuarbeiten. Ich nehme das Angebot sehr dankbar an und lege auf. Die nächsten beiden Tage versuche ich trotzdem die Stadt zu genießen und mich abzulenken. Es gelingt mir nur zum Teil. Immer wieder schweifen die Gedanken zurück und ich spüre unendliche Hilflosigkeit und Schuld. Die Frage: „Warum hat er mich nicht angerufen? Warum konnte ich ihm nicht helfen?" brennt auf meiner Seele.

Es braucht schlussendlich mehrere Jahre, bis ich sortiert bekomme, dass es nicht in meiner Verantwortung liegt, wenn Frank als Erwachsener eine Entscheidung fällt h, die ich nicht beeinflussen kann. 36 Jahre Freundschaft enden so jäh und plötzlich..., das ist ein hartes Stück Leben! Was mich vollkommen umtreibt, ist die Tatsache, dass er als Kind schon immer, wenn er maximal unter Stress stand zu mir gesagt hat: „Ich häng mich auf!" Das hat irgendwann niemand mehr ernst genommen.

Mehrere Jahre nach seinem Freitod hat meine Partnerin für sich selbst einen Termin bei einem sehr bekannten Medium in Anspruch genommen. Dieses Medium kannte zu dem Zeitpunkt nur den Namen meiner Partnerin und wusste weder von mir noch von meiner Geschichte irgendetwas! In der Session sagte das Medium plötzlich unvermittelt zu ihr: „Du hast einen Mann oder Partner? Ich habe hier eine Nachricht von seinem Freund, der sich stranguliert hat. Er sagt mir: Dein Partner ist der Einzige, der das Alles überlebt hat, er muss es endlich an die Öffentlichkeit bringen!"

Als mich diese Nachricht erreichte, war für mich mit einem Schlag klar: Frank muss ganz offensichtlich mit mir zusammen in irgendeiner Weise Opfer des Missbrauchs gewesen sein! Wir hatten scheinbar beide aufgrund der starken seelischen Verdrängung keine Ahnung davon. War das ein Grund für seine Depression? Vielleicht sogar der Auslöser für seinen Suizid? War das am Ende der Grund, weshalb er mich nicht um Hilfe ersuchen konnte oder wollte? Ich kann weder das Eine noch das Andere ausschließen oder bestätigen. Es bestärkt mich allerdings darin, dieses Buch zu schreiben, um Licht in die Welt zu tragen!

Im Sommer 2013 wird mir klar, dass ich mit der Körperarbeit im Moment noch nicht ausreichend finanzielle Mittel erwirtschaften kann, um Miete, Unterhalt für die Kinder und meine restlichen Lebenshaltungskosten komplett zu decken. Mir ist sehr wohl bewusst, dass ich mich, solange ich den neuen Käufer meiner Firma halbtags in das für ihn neue Fachgebiet einarbeite, nur mit halber Kraft dem Aufbau meines neuen Geschäftsfeldes widmen kann. Die jetzt auf mich zugekommenen Unterhaltsverpflichtungen für drei Kinder bringen mich erneut in Handlungszwang. Immer noch befinde ich mich weitestgehend in Abhängigkeit von den Entscheidungen anderer Menschen, habe selbst keine eigene Meinung, Ziele oder Lösungen für große Herausforderungen. So fällt mir an dieser Stelle nur ein, mich in der Firma, die ich gerade verkauft habe, als Mitarbeiter wieder einstellen zu lassen. Als ich bei einem Gespräch zu einer Seminar-Vorbereitung Thilda davon erzähle, fällt sie aus allen Wolken und fragt mich, warum ich dann das Unternehmen verkauft hätte und ob ich wirklich in meinem eigenen Unternehmen als Angestellter arbeiten wolle. Sie erkennt sehr deutlich, dass ich mich in ein neues halsbrecherisches Unterfangen aus Abhängigkeit und Unterwerfung begeben würde. Nach kurzer Überlegung bittet sie mir an, mich übergangsweise in ihrer gut laufenden Praxis anzustellen, um mir ein wenig Luft zu verschaffen…" Eine geniale Idee! Wir arbeiten einen fairen Vertrag aus und ich beginne im Juni 2013 voller Freude auf die Zusammenarbeit, dort mitzuwirken. Von Beginn an arbeiten wir harmonisch Hand-in-Hand und ergänzen unsere Fähigkeiten optimal. Die gemeinsame Arbeit macht uns großen Spaß und erfüllt uns beide.

Etwa drei Monate später trennen sich Thilda und ihr Mann. Für uns beide ergibt sich nun eine vollkommen ungewohnte und neue Situation. Eines Abends, nachdem die Praxis leer ist, stellen wir fest, dass wir wohl inzwischen doch mehr füreinander empfinden, als die Erfüllung durch die gemeinsame Arbeit und die langjährige lose Freundschaft. Es fühlt sich an wie 1000-mal berührt, 1000-mal ist nix passiert...plötzlich stehen wir voreinander und schauen uns ganz tief in die Augen, mein Herz pocht ganz doll, Schmetterlinge fliegen in meinem Bauch und unsere Gesichter kommen sich ganz nah. Wie von ganz alleine berühren sich unsere Lippen und in mir brennt ein Feuerwerk ab. So etwas kenne ich eigentlich nur aus dem Fernsehen. Ich bleibe über Nacht bei ihr. Danach beginnt für mich ein absolut neuer Lebensabschnitt. Nachdem wir gemeinsam die Nacht verbringen, wird mir zum ersten Mal in meinem Leben bewusst, dass es einen unglaublichen Unterschied zwischen Sex und Liebe gibt. Es ist eine tief empfundene, authentische Verbindung und nicht das Gefühl von benutzt oder beschmutzt werden. Ich bleibe einfach liegen und genieße, muss nicht zwanghaft duschen gehen. Es ist wie in einem wunderschönen Traum…

In den kommenden Wochen erkenne ich immer mehr, dass ich mich in meiner alten Beziehung ausschließlich aus reinem Selbstschutz vor weiteren Kindern, die Bärbel wollte, einer sogenannten Vasektomie unterzogen habe. Ich musste aus damaliger Sicht meine Zeugungsfähigkeit beenden, um mich zuverlässig vor weiteren Kindern mit Bärbel zu schützen. In einer neuen Welt angekommen, erkundige ich mich, ob ich meine Sterilisation rückgängig machen und damit einen Teil meiner Männlichkeit zurückholen kann. Ich finde einen Facharzt, der darauf spezialisiert ist und schnell ist ein Termin für die sogenannte Refertilisation gefunden. Meine Liebste und ich freuen uns beide sehr auf meine bevorstehende körperliche Wiederherstellung zum Mann. Wir wollen es dem Universum überlassen, ob es für uns vielleicht sogar ein gemeinsames Kind vorsieht. Zum ersten Mal im Leben haben wir beide den Wunsch nach einem gemeinsamen Kind. Ich habe zwar drei Kinder, die ich über alles liebe, wollte jedoch mit Bärbel nie gemeinsame Kinder, sondern habe mich ihren Wünschen lediglich unterworfen.

Als dieser OP-Termin näher rückt, finde ich in einem Umzugskarton in meiner Wohnung erotische Fotos von Bärbel, die sie dort ganz offensichtlich gezielt als Köder für mich deponiert hat. Mein Körper reagiert im altbekannten, programmierten Muster der Funktionserregung. Ohne Zugriff auf mein Denk Hirn sende ich Bärbel ein Foto von meinem erigierten Penis und schreibe dazu: „Ich habe deine Fotos gefunden, schau was sie mit mir gemacht haben. Was hältst du von einem Treffen bei mir?" Ich bilde mir ein, dass die anstehende Refertilisation meine Chance ist, sie endlich los zu werden, denn wenn meine OP durch ist, habe ich ein schlagkräftiges Argument für ein NEIN ihr gegenüber. Einmal, so schießt es mir durch den Kopf, nur einmal möchte ich, dass sie auch erfährt, wie erniedrigend und prostituierend es sich anfühlt, auf Bestellung für die Bedürfnisbefriedigung eines anderen Menschen zu sorgen.

Das Unterfangen fühlt sich für mich ethisch und moralisch absolut falsch an, und mir ist klar, dass es nie herauskommen darf. Der tiefe Wunsch in mir, die letzte Chance nochmal zu nutzen, um sie einmal in die Situation zu bringen, in die sie mich jahrelang gebracht hat, ist allerdings deutlich stärker, als die Angst davor, das eine Entdeckung dieser kranken Idee mein Leben maximal ins Wanken bringen würde. Ich überrede sie am Abend des 18. September 2013 zu mir in die Wohnung zu kommen. Dafür belüge ich die Frau, die ich so sehr von Herzen liebe, tagelang und baue einen detaillierten und engen zeitlichen Rahmen für die Durchführung meines Plans. Ich habe ein Zeitfenster von ca. 20 Minuten gewonnen. Bärbel kommt, jeder zieht sich alleine aus und sie setzt sich breitbeinig in meinen Wohnzimmersessel. Ich beginne sie in gewünschter Weise, wild und schnell oral zu bedienen und nach einer Weile sagt sie mürrisch: „Na, es kann ja wohl nicht immer klappen!" Bis dahin habe ich mich wieder vollkommen ferngesteuert gefühlt. Doch nachdem ihre Worte meine Ohren erreichen, springe ich erschrocken einen Meter zurück und fordere sie auf, sofort die Wohnung zu verlassen. Ich bin entsetzt und angeekelt von mir selbst, renne ins Bad und höre, wie sie die Wohnungstür hinter sich zuzieht. Ich hänge würgend über der Toilette, mein Körper ist im vollständigen Ausnahmezustand. Diese überwältigenden Gefühle kann ich gar nicht in Worte fassen. Das, was ich ansatzweise wahrnehmen kann, ist eine Mischung aus Wut, Ekel, Angst, Selbstanklage, Scham, Schuld, Hass…alles irgendwie gleichzeitig. Der Ekel überwiegt und ich springe in die Dusche, rasiere meinen Genitalbereich und versuche eine Ewigkeit, dieses Gefühl von beschmutzt und benutzt zu sein von meinem Körper abzurubbeln. Völlig konfus fahre ich zu Thilda zurück, die sich auf einen gemeinsamen Abend als Vorfeier für die gemeinsame Familien-Planung gefreut hat. Ich bin vollkommen abwesend und abweisend zu Thilda und will nur noch schlafen. Sie deutet mein „seltsames" Verhalten als meine Angespanntheit und Aufregung vor der anstehenden OP morgen früh und gibt mir Raum.

Am nächsten Morgen fährt mich die Liebe meines Lebens in die Klinik und die aufwendige OP wird ambulant durchgeführt. Nachmittags fahren wir nach Hause zurück und die Regeneration beginnt. Ein paar Tage später lockt mich Bärbel unter fadenscheinigen Vorwänden erneut zu sich. Ich solle, entgegen der Abmachung, die Kinder nach einem Besuchstag bei mir nun doch persönlich nach Hause bringen. Bärbel fängt mich ab und will mit mir reden. In diesem Gespräch sage ich ihr: „Ich habe aus gesundheitlichen Gründen meine einstige Vasektomie rückgängig machen lassen. Es wird kein weiteres Treffen mit mir geben!" Sie tickt völlig aus, schreit und wirft mit einer großen Blumenvase nach mir. Wir befinden uns im Wohnzimmer, während die Kinder auf ihr Geheiß hin, in der Küche nebenan völlig verstört warten. Fluchtartig verlasse ich den Raum und ziehe die Tür hinter mir zu, höre noch, wie sie auf den Boden sinkt. Ich gehe in die Küche, spreche beruhigend mit den Kindern und verabschiede mich von ihnen.

Eine gute Woche später sendet eine Freundin von Bärbel mir per WhatsApp: „Bärbel hat mir von eurem

„Abschieds-Sex" berichtet…" Als ich diese Nachricht öffne, bin ich gerade mit Thilda unterwegs und versuche den Schreck zu verbergen. Wie versteinert und panisch starre ich auf mein Handy und mir steht offenbar der Schreck ins Gesicht geschrieben. Es fühlt sich an, als ob das Handy in meiner Hand brennt wie Feuer. Plötzlich steht Thilda neben mir, schaut mir über die Schulter und liest die verheerende Nachricht! Binnen Sekunden bricht absoluter Überlebens-Stress in mir aus und mein Erinnerungsvermögen ist komplett abgespalten. Schweigend sitze ich auf der Heimfahrt neben ihr im Auto. Zu Hause angekommen fragt mich Regina, was diese Nachricht bedeutet. Stammelnd berichte ich, dass ich an dem Abend vor der OP noch Sex mit Bärbel hatte. Eine schallende Ohrfeige landet in meinem Gesicht. Sie fragt, ob es nur dieses eine Mal war, ich sage: „Ja, ganz sicher!" Ich kann mich absolut an nichts mehr erinnern. Ich rechne fest damit, dass unsere unfassbar wundervolle Beziehung hier endet. Doch stattdessen sagt diese wunderbare Frau zu mir: „Ich werde nicht aufhören zu suchen, bis ich herausfinde, was so viel größer ist als unsere Liebe zueinander und was so etwas überhaupt möglich macht!"

Die Essenz aus all dem, was ich hier in relativ wenigen Worten versucht habe darzustellen, bringt mich heute nach jahrelanger Aufarbeitung meiner frühen Traumata zu folgender Erkenntnis: Die Tatsache, dass ich ein nicht wirklich gewolltes und ungeliebtes Kind war, hat mich in das Gefühl von tiefer Scham, von „Ich bin falsch", von „Mit mir stimmt etwas nicht" geführt. Ich habe mich einfach nur alleine dafür geschämt, überhaupt zu leben. Es war immer ein Gefühl von „Nicht dazu zu gehören". So habe ich mir als kleiner Junge schon das Ziel gesetzt, alles alleine zu machen. Mir kann sowieso keiner helfen. Mich versteht keiner, also kann mir auch keiner helfen.

Die beeindruckenden Folgen daraus haben mich jede Freundschaft, jede Beziehung, jeden Job und letztlich fast mein Leben gekostet. Alle Muster haben sich so lange wiederholt, bis ich erkennen durfte: Es liegt nicht an den Anderen da draußen! Es liegt an mir, an meinen tiefen Wunden, nicht verarbeiteten Emotionen, nicht greifbaren Gefühlen und unbewussten Glaubenssätzen! Egal, wie oft ich den Job wechsle, verlassen werde oder Freunde verliere, letztendlich ist es mein Weg und es liegt an mir, nicht am Rest der Welt, was ich mit dem Erlebten in mir heute bewusst anstelle. Ich habe über 40 Jahre lang versucht, es möglichst allen Menschen recht zu machen. Es ging dabei nie um mich. Mein größtes Ziel war immer, allen anderen zu helfen, um meinen eigenen Schmerzen nicht fühlen und annehmen zu müssen. Um dieses tiefe Drama in mir, inklusive dem erlebten frühkindlichen sexuellen Missbrauch, nicht erinnern und fühlen zu müssen, war mir *jeder Preis recht, den ich dafür schmerzhaft bezahlte. Jahrelang habe ich bei jeder sich mir bietenden Gelegenheit meinen unruhigen und aufgewühlten Körper mit großen Mengen Alkohol, Kuchen, Schokolade oder Eis zumindest kurzfristig ruhiggestellt oder vom Fühlen abgelenkt. Die Befriedigung hält leider nur wenige Minuten oder Stunden an. Also habe ich mich zusätzlich immer in irgendeine Beschäftigung gestürzt. Gearbeitet bis zum Umfallen, oft ohne wirkliches Ziel, nur um beschäftigt, abgelenkt zu sein. Wer kein Ziel hat, sondern nur funktioniert, kann niemals ankommen.*

In meinem Unterbewusstsein habe ich schon sehr früh in meinem Leben fest folgenden Glaubenssatz verankert: Wenn ich nicht gewollt bin, ich eigentlich nicht leben soll, dann darf es mir auch nie gut gehen! Ein perfektes Selbst-Sabotage-Programm. Immer, wenn ich zu Geld kam, musste etwas zu Bruch gehen. Ich bekam Strafzettel, habe einen Job verloren, usw. Immer, wenn es im Leben gefühlsmäßig hätte rund laufen können, ging eine Freundschaft, Beziehung auseinander oder ich wurde krank, hatte einen Unfall, usw. Ohne eigene Ziele, Wünsche und Grenzen musste ich mich immer an anderen orientieren um, für mich gefühlt, weiterzukommen.

Alle diese Einzelteile setzen sich ab dem Zeitpunkt meiner Trennung Stück für Stück wie ein Puzzle zusammen und ergeben ein großes Bild. Ich habe seitdem unzählige The-

rapien, Klinikaufenthalte, Trainings, Coachings, Ausbildungen, Seminare und Trauma-Arbeiten durchlaufen, immer auf der Suche nach Heilung meines Selbst. Heute bin ich unendlich dankbar dafür, meinen Weg der Erkenntnis und Heilung gegangen zu sein und möchte mit niemandem mehr das Leben tauschen. Ich habe eine große Bandbreite an emotionalen Herausforderungen gemeistert, mein Ich geheilt, meiner Seele Ruhe und Frieden geschenkt. Ich bin zu tiefst dankbar, den Weg gemeinsam mit meiner wundervollen Partnerin gegangen zu sein, die immer an mich geglaubt hat, mir Halt gegeben hat, wenn ich ihn gebraucht habe und mir in den Hintern getreten hat, wenn es nötig war, ein Tal wieder eigenständig zu verlassen. Ich bin nicht nur gereift und erwachsen geworden, sondern vom Leben reich beschenkt. Mein langer und oft sehr steiniger Weg hat mir viel Wissen aus den Bereichen Körper, Geist und Seele sowie Trauma-Arbeit, Mental-Coaching, Integration frühkindlicher Reflexe, Selbstregulationstechniken, fasziale Techniken und vieles mehr geschenkt. Der größte Gewinn für uns beide ist sicher, dass ich durch diese intensive Arbeit und vielen Ausbildungen an eigene verborgene Talente geraten bin. Ich habe es inzwischen zu meiner Passion gemacht, andere Menschen aus dem Tal der Tränen, hinein in ihr Potential zu begleiten. Wenn auch du dich an einem vermeintlich aussichtslosen Punkt im Leben befindest, dich im Kreis drehst,

197

nicht Vorwärts kommst oder das Gefühl hast, in dir steckt deutlich mehr, als du bislang in deinem Leben umgesetzt hast, melde dich sehr gerne bei mir. Weil ich viele kleine und große Schritte schon gegangen bin, kenne ich heute ein paar sinnvolle Abkürzungen auf dem Weg in ein glückliches und erfülltes Leben. Ich habe für dich und mich lernen dürfen, was wirklich hilft und was nur eine zeitaufwendige aber fruchtlose Erfahrung war. Meine Stärke beruht auf dem Wissen, wie ich dich darin unterstützen kann, unbewusst gespeicherte und dich blockierende Informationen (Gefühle, Emotionen, Erinnerungen, Glaubenssätze) gleichzeitig aus dem Körper, der kognitiven Erinnerung und deinem Energiekörper nachhaltig zu lösen. Ich habe inzwischen fast 10 Jahre lang intensiv jeden Tag an mir gearbeitet. Diesen langen Weg musst du nicht mehr gehen, wenn du dich von mir begleiten lassen möchtest. Einzig, den festen Willen, etwas Grundlegendes zu verändern und endlich die Verantwortung für die Ergebnisse in deinem Leben übernehmen zu können, solltest du mitbringen.

Lass uns zusammen die Welt jeden Tag ein bisschen friedvoller und authentischer machen, indem wir bei uns selbst mit der Veränderung anfangen, die wir uns von den anderen so sehr wünschen.

Kapitel 10

Seelenschreiben

Ein Teil dieser Reise findet im Jahr 2015 statt: Mit einer sehr speziellen Technik, ist es mir gelungen, eine Erinnerung aus meinem frühen sexuellen Missbrauch aus meinem tiefen Unterbewusstsein ans Licht zu befördern. Das ist ein ziemlich brutaler Text, der sicher nicht leicht zu verdauen ist! Bitte überlege dir genau, bevor du hier weiterliest, ob du das wirklich möchtest und psychisch stabil genug dafür bist. Es ist definitiv möglich, dass die Zeilen eine Trigger-Wirkung auf dich haben. Sorge für dich!

Ich bin etwa 5 Jahre alt, mein Bruder Christoph ist 16. Hier meine Erinnerungsfetzen in Originalfassung:

Nach dem Mittagessen sagt Christoph: „Mutti hat gesagt, ich soll dich mit zum Spielen nehmen, also komm, wir gehen raus!" Ich frage: „Wohin gehen wir?" Christoph: „Weiß noch nicht, Spielplatz vielleicht?" Ich: „Au ja, los wir gehen schaukeln!" Wir laufen durch den Park zum Spielplatz. Es ist Sommer, ziemlich warm und es sind noch ein paar andere Kinder da. Hinten an der Hecke auf dem Betonrohr zwei Jungs, die rauchen. Wir gehen hin. Es sind

N. und T. (Zwei Schulkameraden von Christoph) N. sagt zu Christoph: „Willste auch ´ne Kippe? Na, musste wieder Kindermädchen spielen? Könnte mir nicht passieren!" Christoph: „Nee, will keine Kippe! Was soll ich denn machen, wenn meine Mutter mir den mitgibt?" N.: „Wir wollen zu P. gehen, Heftchen glotzen, kommst du mit?" Christoph: „Klar, aber was mache ich mit dem Kleinen?" N.: „Na, mitnehmen, da lernt er was fürs Leben!" Ich frage. „Wo gehen wir hin?" Christoph: „Halt die Klappe, Kleiner! Komm mit!" Wir laufen los und unterwegs erzählt N.: „P. hat gesagt, dass er heute neue Heftchen hat, bin schon ganz gespannt!" Ich frage: „Was für Heftchen meinst du denn?" N.: „Davon hast du eh keine Ahnung!" Wir sind an der Druckerei angekommen und N. geht zuerst rein, dann T. und Christoph mit mir hinterher. P. steht zwischen den Druckmaschinen, es ist laut und heiß. Er geht nach hinten in ein Zimmer mit einem Sofa und einem Tisch. Wir alle gehen hinterher und er macht die Tür zu. Jetzt ist es etwas leiser. P. begrüßt N. und T. Und sagt dann zu Christoph: „Grüß Dich! Na, wen hast du denn da im Schlepptau?" Christoph: „Meinen kleinen Bruder Stefan, ich muss auf ihn aufpassen." P.: „So, so, na ist ja süß, setzt Euch!" Er geht zu einem Schrank und holt einen Karton, stellt ihn auf den Tisch. Er gibt jedem der drei großen Jungs ein Heft aus dem Karton. Es sind Pornoheftchen. Alle lesen sofort vertieft darin und es wird still im Zimmer. P. liest auch eins und sagt: „Na, wer hat schon ´nen Steifen?" Ich versuche heimlich bei Christoph mit reinzuschauen. Es sind Bilder von nackten Männern und Frauen. Ich frage: „Was machen die denn da?" P. sagt: „Die bumsen, das ist was für Große." Er macht seine Hose auf und holt seinen Pimmel raus, der ist ganz groß und hart. N. holt seinen auch raus und spielt daran herum. Jetzt holen auch T. und Christoph ihren raus. Christoph sagt zu mir: „Zieh mal die Hose runter und zeigt Deinen!" Ich: „Nee, ich will nicht!" Christoph zieht meine Hose runter und ich schäme mich. Er stellt mich mitten im Zimmer auf den Tisch und alle lachen. P. grinst: „Na, du musst dich nicht genieren, wir haben alle einen Pimmel, guck! Ich zeig Dir was!" Er geht raus, kommt gleich wieder rein und sagt: „Deiner kann auch schon steif werden, pass mal auf! Christoph halt ihn mal fest!" Er nimmt einen Kaffeelöffel und steckt ihn langsam in meinen Hintern. N. und T. schauen gespannt zu und haben immer noch ihren Pimmel in der Hand. Ich versuche meinen Hintern ganz fest anzuspannen und will etwas sagen. Christoph hält mich an beiden Armen ganz fest und P. hält von hinten meinen Mund zu. Ich kann nichts mehr dagegen machen. Ich merke wie mein Pimmel auch ganz fest wird. Alle freuen sich und P. sagt: „Na siehste, es geht doch schon!" Er zieht den Löffel ganz langsam wieder raus und nimmt meinen Pimmel in die Hand. „Wenn der so groß ist, dann musst du mit der Hand nur noch so machen…" Er schiebt die Haut so vor und zurück… „Erst langsam und dann ein bisschen schneller und irgendwann ist das ganz schön!" Ich bekomme ein komisches Gefühl, so wie Strom im Bauch, erst ganz wenig, es kribbelt so. Dann fängt alles an zu zucken. Eigentlich ein lustiges Gefühl, aber es tut weh, weil der immer weiter macht und nicht aufhört und selbst anfängt zu stöhnen, als ob ihm etwas weh tut. Er lässt meinen Mund los und ich schreie: „Lasst mich los, hört auf, das tut weh!" Mir laufen die Tränen herunter, aber es hört keiner. Alle sind ganz komisch und stöhnen. P. hat jetzt an seinem eigenen Pimmel angefangen zu rubbeln. Er hört kurz damit auf und schiebt mir einen Schraubenzieher Griff in den Hintern, ich schreie wieder laut: „Aufhören! Aua! Ich will zu meiner Mama!" Christoph hält mich fest und sagt. „Hör auf zu schreien! Das ist nix Schlimmes! Stell dich nicht so an! Ich hab´ das auch schon gemacht!" Mein Po brennt ganz schlimm und tut furchtbar weh. P. zieht den Schraubenzieher ganz schnell raus und ich fühle, wie er mich von hinten packt und seinen Pimmel in mich reindrückt. Er stöhnt ganz laut und ich habe das Gefühl, dass mein Hintern aufreißt. Ich schreie noch mal: „Aua, aua hör auf, bitte!" Er hält meinen Mund wieder zu und stöhnt laut. Sein Pimmel bewegt sich in mir hin und her. Plötzlich stöhnt N. ganz laut und spritzt ein klebriges Zeug auf den Tisch. Es kommt vorn aus seinem Pimmel raus und er grinst über das ganze Gesicht. Dann spritzen auch Christoph und T. Der ganze Tisch ist klebrig. Plötzlich stöhnt P. ganz laut und sein Pimmel ist ganz in meinem Hintern. Ich habe das Gefühl, dass ich platze oder das Ding irgendwo vorne wieder rauskommt. Ein stechender Schmerz zieht meinen ganzen Hintern zusammen. Alles verkrampft sich in mir. Es tut so weh, dass ich nicht mal mehr schreien kann, als er mich endlich loslässt und sein Ding aus mir rauszieht. Er zieht sich an und sagt zu mir: „Das ist total geil und macht doch Spaß! Tut nur beim ersten Mal so weh, wirst sehen, wenn du wiederkommst beim nächsten Mal macht es Dir auch Spaß. Das ist ein ganz großes Geheimnis und du darfst das auf keinen Fall irgendjemandem verraten! Hast du verstanden? Niemandem! Das ist was für richtige Männer! Du bist jetzt auch ein Mann! Kannst stolz auf dich sein." Ich heule vor Schmerzen und habe das Gefühl, nie mehr laufen zu können. Christoph nimmt mich Huckepack. Wir gehen los, Richtung nach Hause. Unterwegs sagt Christoph: „Jetzt hör auf zu heulen. Wird schon nicht so schlimm sein. Was sollen denn die Leute denken?" Ich: „Das tut so weh, ganz schlimm weh." Christoph: „Ich trag dich doch schon extra. Stell dich nicht so an und komm ja nicht auf die Idee, Mutti irgendwas zu verraten! Sonst passiert was, verstehst Du? Du musst es mir versprechen!" Ich: „Ja, ja, schon gut, ich verspreche es ja, aber das tut trotzdem weh!" Kurz vor der Haustür lässt er mich runter und sagt: „Los, lauf jetzt selber." Ich kann mich kaum auf den Beinen halten und heule noch immer. Ich beiße die Zähne zusammen und humpele ein bisschen. Christoph sagt: „Lauf anständig und sag der Mutti halt, dass du hingefallen bist oder sowas!"

Nachwort

Was hier noch gesagt werden sollte: Nicht jeder, der keine oder wenige Erinnerungen an seine Kindheit hat, muss sexuellen Missbrauch erlebt haben! Allerdings ist die Dunkelziffer neben den „offiziellen" Statistiken offensichtlich extrem hoch. Die statistischen Zahlen, die mir zum jetzigen Zeitpunkt bekannt sind, sagen, dass mindestens jeder 4. Deutsche in irgendeiner Weise betroffen ist. Stellt sich die Frage: wo beginnt die Grenze zum sexuellen Missbrauch? Für mich bedeutet dies: alles, was ein Kind nicht in der Lage ist psychisch, körperlich und emotional ALLEINE, oder mit adäquater Regulationsmöglichkeit durch eine selbst gut regulierte Mutter zu verarbeiten, bedeutet für das Kind eine verletzende Grenzüberschreitung, gegenüber der das Kind in jeder Hinsicht hilflos ist. Jedes erlebte Trauma brennt sich die tief in die Seele und in den Körper des Kindes ein. Ist ein Geschehen aus der Sicht eines Erwachsenen noch so unbedeutend, kann es für das Kind eine Situation der Ohnmacht und Hilflosigkeit bedeuten. Einfach bedingt durch seinen eingeschränkten Handlungsspielraum und seiner physischen Unterlegenheit. Ein überwältigendes Ereignis wird nicht automatisch zum lebenslangen Trauma. Entscheidend ist vielmehr, ob zeitnah nach dem Ereignis, das Kind in Sicherheit ausreichend abgefangen, geschützt und emotional von der Mutter reguliert werden kann. Da der sexuelle Missbrauch bei Kindern oft verbunden ist mit dem Verbot, darüber mit irgendeinem Menschen zu sprechen, kann das Kind die emotionale und physische Überforderung nicht bewerkstelligen und nur überleben, wenn es die traumatisierten Anteile von sich abspaltet, um diese nicht fühlen zu müssen.

Folgen von körperlichem und emotionalem Missbrauch unterscheiden sich, je nach Schweregrad, in ihren Auswirkungen auf die Entwicklung der kindlichen Seele, oft nur minimal von sexuellem Missbrauch. Die nachhaltigen Folgen auf das spätere Leben des Kindes werden maßgeblich bestimmt durch folgende Aspekte:

1. In welchem Alter sich das Kindes zum Zeitpunkt der überwältigenden Erfahrung befand.
2. Wie stark die emotionale und körperlich verletzende Intensität dessen war, was das Kind erlebt hat.
3. Die Häufigkeit, die das Kind den Taten ausgesetzt war.
4. Der soziale Bindungsgrad zwischen Täter und Kind.

Aus meiner Erfahrung heraus, kann sich ein gesund entwickeltes und stabil gebundenes Kind als Erwachsener ca. an sein 3. Lebensjahr, manchmal sogar an die Zeit davor gut erinnern. Sollte das nicht der Fall sein, fehlen dem Erwachsenen sogar einige Jahre der Kindheitserinnerung, ist irgendetwas, für die Kinderseele Dramatisches oder Traumatisches vorgefallen, was zu einem Prozess der seelischen Abspaltung dieser Erinnerung, einer sogenannten Dissoziation, geführt hat. Da unser Erinnerungsvermögen nicht in der Lage ist, auf lange Sicht, eine einzelne Szene zu verdrängen, werden die Zeiträume rundum ebenfalls „gelöscht". Später kann sich der Erwachsene dann sequenziell an besonders herausragende, einzelne Szenen aus diesen Zeiträumen erinnern. So auch in meinem Fall, dass ich am ersten Schultag in die Hose gemacht habe und ausgelacht wurde. Das ist in der Erinnerung „merkwürdiger" als z.B. der Inhalt der Schultüte.

Wird das Kind nach einem überwältigenden Erlebnis emotional nicht abgefangen und von der Mutter, oder einer anderen nahen Bezugsperson, vollständig beruhigt und wieder in Sicherheit gewogen (fremdreguliert), muss sich das Kind von dem traumatisch Erlebten abspalten und die überwältigenden und unangenehmen Gefühle auf irgendeine Weise kompensieren.

In meinem Fall war das z.B. mit rund sieben Jahren der regelmäßige Griff zur Zigarette und in den frühen Jugendzeiten und während meiner Ehe mit Bärbel, der übermäßige Alkoholkonsum.

Weitere Kompensationsmöglichkeiten, die einst als so überwältigend empfundenen Emotionen und Gefühle zu verdrängen oder zu betäuben können z.B. auch folgende Verhaltensweisen sein :

- Konsum von Drogen in jeder Form
- Rauchen
- Gestörtes Essverhalten in die eine oder andere Richtung (Bulimie, Anorexie oder Adipositas)
- Übermäßiger Süßigkeitenverzehr
- Computer-Spiele
- Spielsucht
- Extrem-Sport
- Arbeits-Wut, Workaholics
- Menschen, die sich ins Vereinsleben stürzen und nichts anderes kennen
- Sexsucht
- Gewalt
- Diebstahl
- Verhaltensauffälligkeiten
- Sozialer Rückzug
- Unterwürfigkeit, Überangepasstheit
- Menschen, die dauernd Unfälle haben, sich oft verletzen
- Selbstverletzendes Verhalten
- Bis hin zum Suizid
- Und so weiter…

Zeit für ein Danke

- Danke Dir, - Du, Liebe meines Lebens -, für Deine Liebe, Geduld, Zeit, Ausdauer, Unterstützung und immer neue Ideen.
- Danke Damian, für Deinen Tritt in den Hintern und Deine Bühne, auch wenn mein Zeitplan doch ein anderer war.
- Danke an meine Geschwister, die ich monatelang mit unangenehmen Fragen genervt habe.
- Danke, posthum an meine Eltern, die in ihrem Leben immer gegeben haben, was ihnen möglich war.
- Danke Pia, für Deine Korrektur-Lesung und Unterstützung.
- Danke an meine Kinder, dafür, dass ihr meine großen Spiegel seid und ich an Euch lernen darf.
- Danke Bettina und Astrid, für Eure Unterstützung und Eure Geistesblitze.
- Danke Corinna, für Deine Formgebung.
- Danke Isabelle, für dein Gedicht und das Lektorat.
- Danke Mic, für das wundervolle Cover.
- Danke Angi, für Dein Ohr und Deine Zustimmung.
- Danke euch allen, die ihr an mich geglaubt habt und mich auf meiner Reise begleitet.
- Danke an Alle, die nicht an mich geglaubt haben: Ich habe es geschafft!
- Danke an Alle, die ich vergessen habe zu erwähnen ☺

Haftungsausschluss

Dieses Werk ist durch das Urheberrecht geschützt.

Sollte es tatsächlich der Fall sein, dass jemand Teile dieses Buches kopiert und
- in gedruckter Form,
- durch fotomechanische Verfahren,
- auf Bild- und Tonträgern,
- auf Datenträgern aller Art

weiterverwendet, bin ich sehr stolz darauf und freue mich darüber, dass mein Wissen in die Welt getragen wird. Wenn auch du aus dem Herzen heraus arbeitest, gib einfach bei der Weitergabe von Textausschnitten meine Quelle mit an.

Die Verwendung der Informationen in diesem Buch und die Umsetzung derselben erfolgt ausdrücklich auf eigenes Risiko. Haftungsansprüche gegen den Autor für Schäden jeglicher Art, die durch die Nutzung der Informationen in diesem Buch bzw. durch die Nutzung fehlerhafter und/oder unvollständiger Informationen verursacht wurden, sind ausgeschlossen. Folglich sind auch Rechts- und Schadenersatzansprüche ausgeschlossen. Der Inhalt dieses Werkes wurde mit größter Sorgfalt erstellt und überprüft. Der Autor übernimmt keine Gewähr und Haftung für die Aktualität,

Korrektheit, Vollständigkeit und Qualität der bereitgestellten Informationen. Druckfehler können nicht vollständig ausgeschlossen werden. Weiterhin beruht der Inhalt dieses Werkes auf persönlichen Erfahrungen und Meinungen des Autors. Der Inhalt ersetzt keine medizinische Hilfe oder Diagnose und dient nicht als Ersatz für eine entsprechend medizinische Begleitung oder Beratung.

Impressum

© Stefan Fritz 2021
1. Auflage alle Rechte vorbehalten.

Kontakt: Stefan Fritz, Email: info@stefanfritz.org

Covergestaltung: Mic Mehler
Coverfoto: depositphotos.com
Layout: Corinna Sabitzer
Korrektur: Isabelle Dobmann u.a.
Mit Unterstützung von: Bettina Gronow, Seelenbuch-Coaching
Verlag und Druck: tredition GmbH, Halenreie 40-44, 22359 Hamburg

Softcover	978-3-347-46986-0
Hardcover	978-3-347-46992-1
E-Book	978-3-347-46994-5

Weitere Bücher des Autors

Der Herzkomet
ISBN 978-3-347-22431-5 (Paperback)
ISBN 978-3-347-22432-2 (Hardcover)

Als Co-Autor beteiligt an:

Tabu
Wenn aus Liebe Gewalt wird
von Bettina Gronow
ISBN 978-3-740-770280 (Paperback)

Schätze der Männer
von Bettina Gronow
ISBN 978-3-740-771683

Ein weiteres Tabu-Buch von Bettina Gronow entsteht gerade zum Thema Alkohol